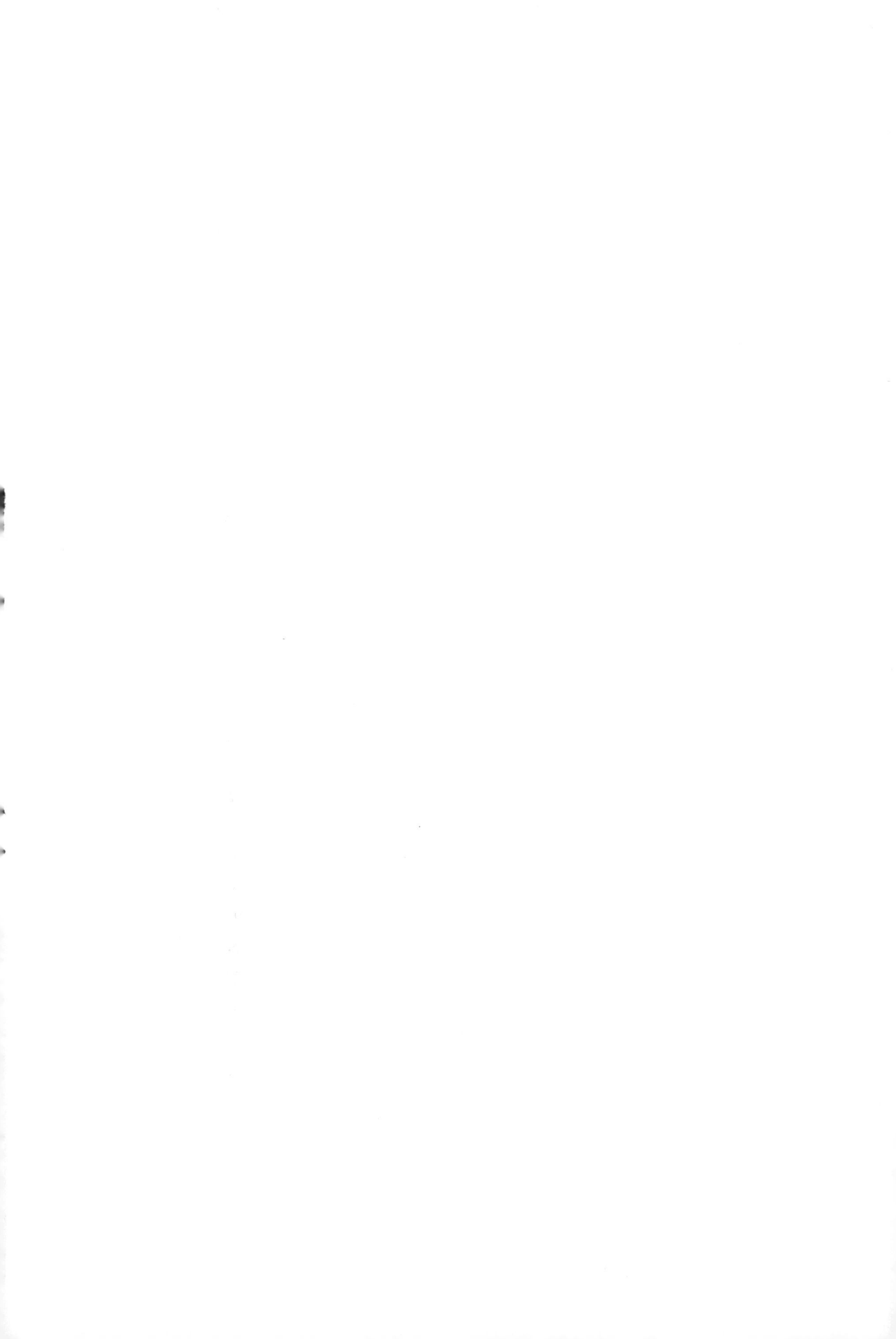

演習を通して伝えたい
看護援助の基礎のキソ

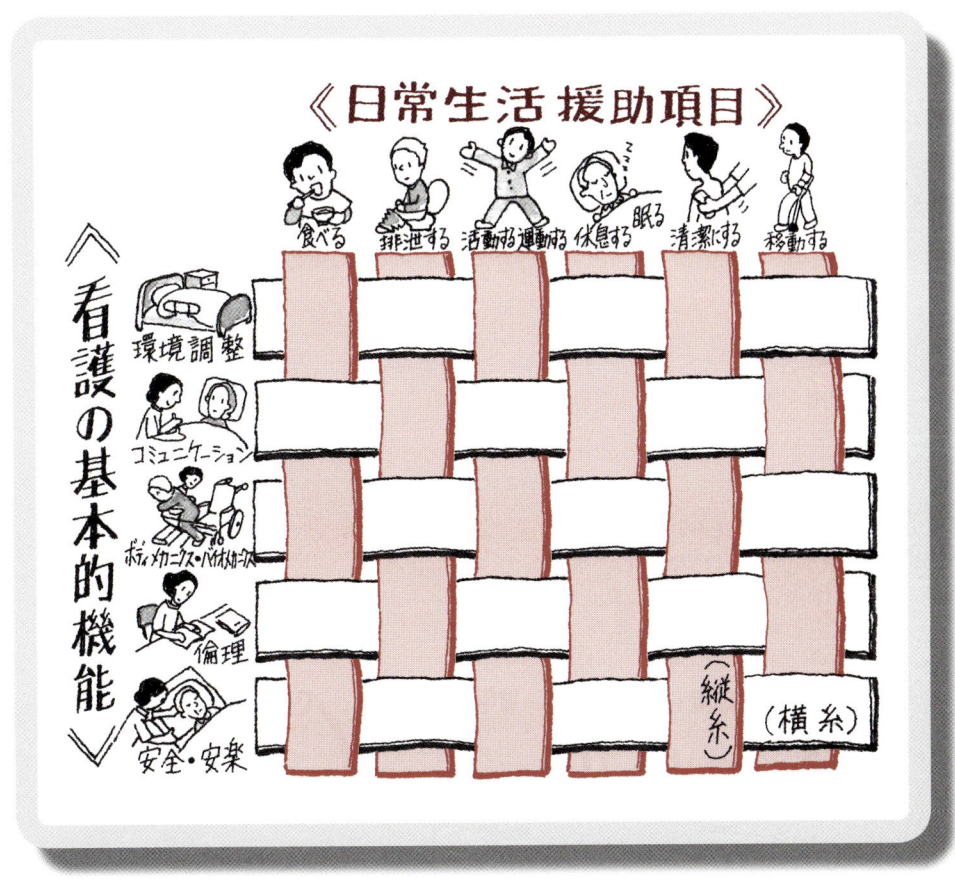

川口　孝泰　東京情報大学看護学部教授／
　　　　　　遠隔看護実践研究センター長

佐藤　政枝　横浜市立大学医学部看護学科教授

小西美和子　兵庫県立大学看護学部教授

加藤由美子　イラストレーター

医学書院

演 習 を通して伝えたい **看護援助の基礎のキソ**		
発　　行	2013年4月1日　第1版第1刷 ©	
	2017年11月15日　第1版第3刷	
著　　者	川口孝泰・佐藤政枝・小西美和子	
発行者	株式会社　医学書院	
	代表取締役　金原　優	
	〒113-8719　東京都文京区本郷1-28-23	
	電話　03-3817-5600（社内案内）	
印刷・製本	双文社印刷	

本書の複製権・翻訳権・上映権・譲渡権・貸与権・公衆送信権（送信可能化権を含む）は株式会社医学書院が保有します．

ISBN978-4-260-01774-9

本書を無断で複製する行為（複写，スキャン，デジタルデータ化など）は，「私的使用のための複製」など著作権法上の限られた例外を除き禁じられています．大学，病院，診療所，企業などにおいて，業務上使用する目的（診療，研究活動を含む）で上記の行為を行うことは，その使用範囲が内部的であっても，私的使用には該当せず，違法です．また私的使用に該当する場合であっても，代行業者等の第三者に依頼して上記の行為を行うことは違法となります．

JCOPY 〈出版者著作権管理機構　委託出版物〉
本書の無断複製は著作権法上での例外を除き禁じられています．複製される場合は，そのつど事前に，出版者著作権管理機構（電話 03-3513-6969，FAX 03-3513-6979，info@jcopy.or.jp）の許諾を得てください．

まえがき

　本書は，2009（平成21）年4月から「看護教育」（医学書院）に2年間にわたって連載したものを加筆・修正し，看護基礎教育の教科書として使用できるように編纂したものです．著者らの出発点は，昨今の看護を志望する学生の日常生活経験と知識の少なさに驚いたことから始まります．今日，学生たちを取り巻く環境は，便利な生活機器の進歩や社会システムの近代化により，基本的な生活行為の重要性を学び・体験できる場が少なくなっています．

　今後，地域医療における看護ニーズはますます複雑多様化し，それらに対処できる専門的な知識や技術が求められています．このような現状のなかで，看護教育の急速な大学化が進み，次代に必要な専門的な看護援助技術を身につけた看護師育成のための教育課程の再検討がなされています．これらの詳細については，第1章の冒頭で紹介しているとおりです．

　本書は，これから看護専門職を目指す若者たちが，毎日当たり前のように行っている日常生活の重要性を認識し，基本的で科学的なエビデンスに裏づけられた看護技術を，「基礎のキソ」から身につけてほしい……という願いからまとめました．

　本書の内容は，看護援助技術の教育を受けるための準備教育の部分に主眼をあてています．本書が，次代の看護界を担う学生たちにとって，看護学という学問的背景に立脚した最新の知識と，目前の課題を科学的に分析し，解決していくために必要な基礎づくりに，大きな役割を果たすことができる学習書となることを著者らは確信します．

　2013年3月1日

　　　　　　　　　　　　　　　　　　　　　　　　　　　　　　　　　　　　川口孝泰

目　次

まえがき ―――――――――――――――――――――――――――― *iii*

第Ⅰ章　看護援助の基礎のキソ　　　　　　　　　　　　　〈川口孝泰〉 1

1．「基礎のキソ」とは ――――――――――――――――――――――― 2
　1）「看護学教育」に求められる基礎教育とは　2
　2）看護援助を具現化するための「知の枠組み」　5

2．演習を通して学ぶことの意味 ―――――――――――――――――― 7
　1）看護技術習得に向けた学習法　7
　2）文献によりエビデンスを引き出す　8
　3）演習体験をレポートすることの重要性　10

第Ⅱ章　看護援助のための基本的機能　　　　　　　　　　　　　　　 13

1．環境調整 ――――――――――――――――――――〈佐藤政枝〉 14
　1）看護援助における環境調整　14
　2）ナイチンゲール病棟にみる療養環境　14
　3）人間-環境系と看護　16
　4）環境調整に関連するエビデンス　18
　5）「体験学習」で育む環境調整の視点　20
　　演習課題　環境調整　21
　6）基本的日常生活援助につながる環境調整の視点　23

2．コミュニケーション ――――――――――――――――〈川口孝泰〉 25
　1）コミュニケーションとは　25
　2）コミュニケーションの種類　26
　3）援助関係に必要なコミュニケーションの要素　28
　　演習課題　コミュニケーション　30
　4）場面と状況を設定したコミュニケーションの体験　30
　　（1）最適なコミュニケーションの位置を探す　30
　　（2）ベッド上臥位の人のパーソナルスペースを測る　32

（3）ベッド上で臥位姿勢をとっている人から話を聞く　33

3．ボディメカニクス ────────────────────────────〈小西美和子〉　35
　1）ボディメカニクス（body mechanics）とは　35
　2）ボディメカニクスを保つための姿勢と動作　36
　3）日常生活にみられる姿勢　37
　4）力学的基盤と看護作業　38
　　（1）運動の法則の利用　40
　　（2）安定性の利用　40
　　（3）てこの原理とトルクの利用　40
　　（4）摩擦の利用　40
　　演習課題　ボディメカニクス　41
　5）自分の日常生活を観察する　41
　6）ボディメカニクスの観点から体位変換の方法を考える　42
　7）失敗体験からみえてきたこと　45

4．倫理 ──────────────────────────────〈佐藤政枝〉　47
　1）看護援助における倫理　47
　2）患者の権利と倫理原則　47
　　（1）7つの患者の権利　47
　　（2）5つの倫理原則　49
　3）看護実践における倫理的概念　50
　4）看護実践場面における倫理的ジレンマ　50
　　演習課題　倫理　52
　5）事例を通して学生に体験してほしいこと　53
　　（1）事例を通して「まずは自分と向きあう」　53
　　（2）事例を通して「他人の意見を聴く」　54
　　（3）倫理原則を用いて「状況を整理する」　54
　　（4）新たな理論や分析ツールを用いて「分析をさらに深める」　55
　6）演習で倫理的思考の素地をつくる　56

5．安全・安楽 ────────────────────────────〈川口孝泰〉　58
　1）看護援助における安全・安楽　58
　2）ケア対象者／提供者における安全・安楽　59
　3）ヒューマンエラーと安全　61
　　演習課題　安全・安楽　62
　4）安楽な体位の工夫を体験して　63
　5）病院で起こる事故の種類と，その予防策　65

第Ⅲ章　日常生活における援助項目　　　67

1. 食べる ──────────────────────〈川口孝泰〉 68
　1）「食べる」ことの意義と看護の視点　68
　2）「食べる」機能と嚥下反射　69
　3）食欲の仕組み　70
　演習課題▶食べる　71
　4）「食べる」姿勢と食べやすさ　71
　　(1) ベッド傾斜角度と食べやすさ　72
　　(2) 食とニオイに関する分析　74
　　(3) 食にかかわる文化的行事　74
　5）「食べる」にかかわる援助の基本　75

2. 排泄する ─────────────────────〈小西美和子〉 78
　1）「排泄」の定義とメカニズム　78
　2）「排泄」の仕組み─排便に焦点を当てて　78
　3）「排泄する」場の住文化的意味を考える　80
　演習課題▶排泄する　80
　4）自らの日常生活における「排泄する」に着目した観察体験　81
　5）床上排泄における気がかりを考える　83
　6）介助を「する側」「される側」の体験からの気づき　84
　7）排泄姿勢と排泄のしやすさへの援助とは　85
　8）環境調整を重視した「排泄する」への看護援助とは　86

3. 活動する，運動する ───────────────〈川口孝泰〉 89
　1）人間が「寝たきり」になるとどうなるのか　89
　2）生活姿勢と人体の抗重力メカニズム　90
　演習課題▶活動する，運動する　91
　3）長時間同一体位体験の苦しさ　92
　4）他動的な運動支援の難しさ　94
　5）「寝たきり」にさせない看護援助とは　95

4. 眠る ──────────────────────〈佐藤政枝〉 99
　1）「眠る」ことの意義　99
　2）睡眠の種類とメカニズム　99
　　(1) 睡眠の種類：レム睡眠とノンレム睡眠　99
　　(2) 睡眠のメカニズム：疲れたから眠る？　夜になったら眠くなる？　100
　　(3) 体内時計と睡眠　100

（4）ホルモンバランスと睡眠　101
　3）「眠る」ことの社会的・文化的な意味　102
　4）「眠る」に関連する「看護の基本的機能」あれこれ　103
　演習課題　眠る　103
　5）「眠る」ことに関する習慣・こだわり　105
　6）「眠る」ための習慣・こだわりを看護援助につなげる　106
　7）「眠る」ことへの看護援助を創造する　108

5．清潔にする ──────────────────────────〈小西美和子〉　109
　1）「清潔にする」ことの意義　109
　2）皮膚の構造と機能　109
　　（1）老化による皮膚機能の変化　112
　　（2）感覚受容器を備えた皮膚　112
　3）「清潔にする」ことの社会的・文化的な意味　113
　演習課題　清潔にする　114
　4）「清潔にする」ことに関する習慣・こだわり　115
　5）心地よい湯の温度は人によって異なる　115
　6）患者役，看護師役の体験からの気づき　116
　7）体験をふまえ，心地よい清潔援助に求められる視点をつかむ　118
　8）対象者の活力回復に向けた「清潔にする」看護援助とは　118

6．移動する ──────────────────────────〈佐藤政枝〉　120
　1）「移動する」ことの意義　120
　2）「移動する」ための能力　120
　　（1）「移動する」能力としての歩行　121
　　（2）「移動する」ことを補助する道具　122
　3）「移動する」に関連する「看護の基本的機能」あれこれ　124
　演習課題　移動する　125
　　（1）まずは日常の「移動する」を確認する　125
　　（2）いつもと違う手段や方法で「移動する」　126
　4）「移動する」ことを日常生活の延長として捉える　129
　5）「移動する」ことへの看護援助を創造する　130

第Ⅳ章　「看護援助の基礎キソ」を看護技術教育につなぐ　133

1．実践の学として看護を考える ────────────────〈川口孝泰〉　134
　1）「技術」概念の変遷　134
　2）アルス（ars）の技術概念　135

3）テクノロジー（technology）の技術概念　135
　　4）工学にみる技術学とは　136
　　5）看護実践における技術の特質　137
　　6）技術学としての看護学　139

2. 実践能力を育む技術教育の展開 ─────────〈小西美和子〉 141
　　1）e-learning を活用した方法　142
　　2）シミュレーション教育　143
　　3）模擬患者（simulated patient）を活用した教育　144
　　4）オスキー（OSCE）　144

あとがき ──────────────────────────── 146

索引 ─────────────────────────────── 147

コラム | column

- レポートを書くうえでの注意点 ……………………………… 川口孝泰　11
- 横糸と縦糸を紡ぐための演習の組み立て ………………… 佐藤政枝　24
- 学生の体験からエビデンスを引き出す ……………………… 小西美和子　46
- ロボットに助けられて食べる ………………………………… 川口孝泰　77
- 学びのサイクルを活性化する演習課題 ……………………… 小西美和子　88
- ネットで文献検索してみよう ………………………………… 川口孝泰　98

第 I 章

看護援助の基礎のキソ

この章では，次代の医療を担う看護学に求められる基礎教育の在り方として，これまで前提となってきた，看護教育の歴史的・時代的な背景を整理したうえで，看護援助技術の「基礎のキソ」を，演習を通して伝えるために必須となる理論的な側面についてまとめます．

1 「基礎のキソ」とは

1 「看護学教育」に求められる基礎教育とは

　2011(平成23)年には，200校を超える4年制の看護系大学が設置され，看護学を大学で学ぶ希望者は急増し，その社会的な価値が認知されつつあります．しかし一方で，大学教育での看護学教育は，いまだ試行錯誤の段階で，その質の向上は重要な課題となっています．このような現状に対応するため，文部科学省は，「看護学教育の在り方に関する検討会」を2001(平成13)年6月に審議会として設置し，看護学教育の現状認識と，将来像について検討してきました．

　その結果まとめられた報告書は，「大学における看護実践能力の育成の充実に向けて」(平成14年3月26日)と題されたものです．この報告書は，看護学教育の大きな指針となり，この報告内容を基本に，新設される大学の看護教育プログラムの基軸となっています(http://www.mext.go.jp/b_menu/shingi/chousa/koutou/018/gaiyou/020401.htm)．さらに，第2弾として2004(平成16)年3月に「看護実践能力育成の充実に向けた大学卒業時の到達目標」と題されたものが報告されました．この報告書では，大学教育の在り方が社会の重要な課題になるなかで，真に社会に役立つ看護の専門職業人になるために必要な技能・技術の到達目標について具体的な指針が示されました．これによって教育内容のみでなく，教育する側の能力評価が重要視されるようになりました(http://www.mext.go.jp/b_menu/shingi/chousa/koutou/018-15/toushin/04032601.htm)．

　この報告書では，看護学教育をしていくなかで，病む人間を扱う看護専門職が備えておくべき能力や資質がクローズアップされました．それを受け，2008(平成20)年1月に「看護基礎教育の在り方に関する懇談会」が，2001年に設置された「在り方検討会」とは別に組織され，同年7月に，論点整理という形で，看護教育に携わる者，および教育を受ける者に求められる能力の明示と，それらの能力開発の必要性が示唆されました(http://www.mhlw.go.jp/shingi/2008/07/s0731-8.html)．

　その内容は，①人権を尊重する意識の涵養，②一般教養の習得，③人に対する深い洞察力，④高度なコミュニケーション能力，⑤自律して考え判断する能力，⑥創造的な発想ができる能力，⑦状況を読み，全体と部分の関係を理解する洞察力，⑧先見的かつ柔軟な思考力に関連する能力，⑨人権を擁護する観点にたった代弁者的な役割，⑩専門職としての「倫理観」をもつこと，などです．これらの内容は，看護の専門家に対して，高い人間性を求めています．

これら3つの報告は，看護学教育が大学化に向かっていくための具体的なカリキュラムの在り方から始まり，学問が実践に生かせるかどうかの到達度目標の明示，さらには，専門家がもつべき知識と，豊かな人間性にかかわる資質・能力について，卒後教育も含めた提言にまで至っています．このような看護学教育の大学化の草創期のなかで，これまでの専修学校教育で蓄積してきた教育のノウハウを活かしながら，より創造的・具体的に展開される教育実践の真価が問われています．看護教育に携わる者が自らを高め，次代の看護専門職を育成していくために必要な教育方法の創造に向けて，真摯に取り組んでいくことが求められます．

　ここ十数年で新設された看護系教育機関を含む多くの看護系大学では，独自のカリキュラムの構築に向けた検討が盛んに進められています．かつて看護師の育成教育が3年制の専修学校中心であった時代においては，医師の補助業務が行えるような病院看護師育成のカリキュラムがその内容の中心でした．しかし，これからの看護師教育に求められるものは，病院看護師育成のみではなく，社会に幅広く活躍できる次代のケアを担う自立した高度専門職業人育成です．このような実情は，看護系の大学院修士課程での教育に強く反映されています．社会のニーズが，専門看護師(CNS)の育成を大学院教育で求め始めたことからも明らかなことです．ケアの場が在宅医療へと急速にシフトしていくなかで，看護師の役割も大きく変化しています．単に病院看護師の育成のみならず，在宅医療や地域でのヘルスプロモーションを実施していくために，大学で基礎的な教養力をしっかり身につけ，同時に技術力と高い人間性をも有する看護師の登場が待ち望まれています．

　著者らは，大学において「基礎看護学(看護基礎科学)」の領域で教鞭をとっています．筆頭著者の川口が所属する筑波大学では，2003(平成15)年の4月1日に新入生を迎え，本格的に看護学教育が始まりました．短期大学から大学へのカリキュラム移行のなかで，その理念や哲学について，開学当初には毎日のように議論しました．「高等教育における看護基礎教育のなかの基礎教育とは何か……」について，長い時間をかけて討議しながら試行錯誤での教育を行ってきました(その内容については「看護研究」誌の40巻1号に具体的に掲載しています)．ここで「看護基礎教育の基礎」という言葉を使いましたが，この言葉が本書のテーマである「基礎のキソ」という表現を使った1つの理由でもあります．

　本書の視点を明確なものにするために，「看護学教育の在り方に関する検討会」がまとめた「大学における看護実践能力の育成の充実に向けて」(2002年3月)の報告書に書かれている内容をたたき台に，本連載の学習の視点について記してみます．

　この報告書では，看護技術学習を支える重要な柱を，「看護基本技術を支える態度や行為8項目」「看護ケアの基盤形成の方法8項目」そして「看護基本技術13項目」に分類して解説しています．それぞれの柱の内容については報告書(URLを前ページに記しました)を参考にしてください．これを著者らの解釈を加えた言葉で表現しますと，図1-1に示すように，①技術提供の前提，②技術の考え方と展開方法，③エビデンスに基づく手順となります．①は，看護独自の思考展開の方法論がまとめられ

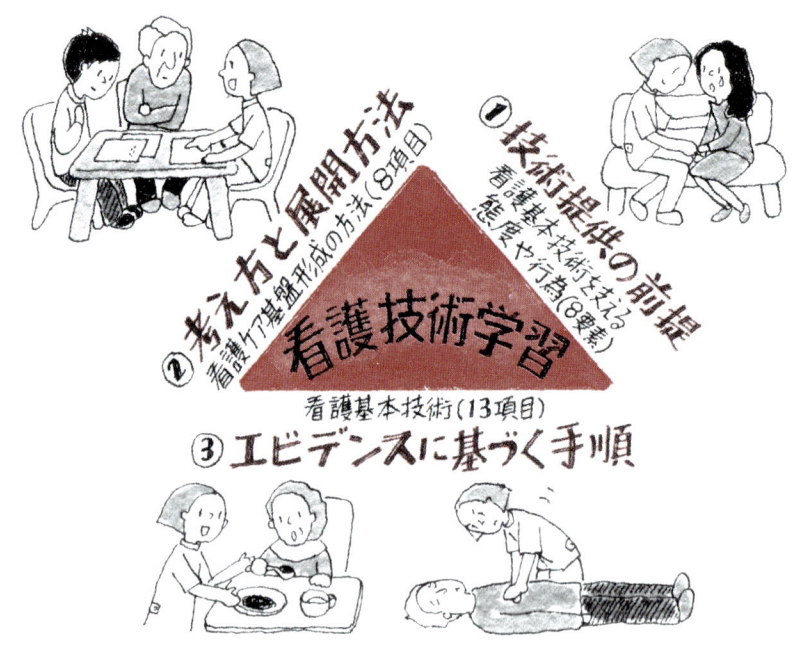

図1-1 看護技術学習の3要素

た柱，②は，「態度や行為」といった言葉に示されるように，倫理や道徳などの人間性の在り方に至る重要事項を看護専門職業人としての在り方も含めてまとめられた柱，③は，知識と経験の裏づけに基づき，看護の対象に提供される科学的看護実践が系統的にまとめられた柱です．本書では，とくに③の看護基本技術13項目のなかで，今後の看護学教育における考え方の基本となる理念を確認したうえで，日常生活の基盤となる援助項目5項目をたたき台とし，看護学教育の授業展開例について具体的に紹介します．

著者らは，とくに「看護の基本的機能」と「日常生活援助のための看護援助技術」の関係性を，布地の縦糸と横糸のようなものであると考えています．それを示したのが図1-2です．横糸である看護の基本的機能については，理念的な項目で，1つひとつの理論として整理して学んでおく必要がある事項です．それに対して，日常生活のための援助技術では，すべての看護の基本的機能を駆使しながら，理論と実践を結びつけていくための技術学としての体験的な学びと訓練が必要となります．このことが経験を積み重ねることによって得られる看護学における科学技術（テクノロジー）だと著者らは考えています．この基本理念が，これまでの看護基礎教育と異なる本書の基本コンセプトです．

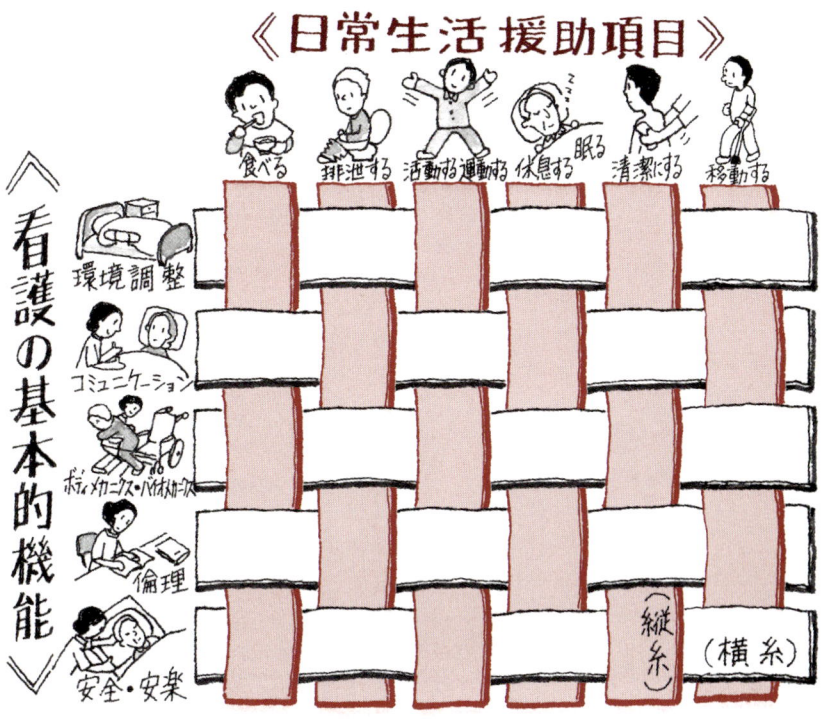

図1-2 看護の基本的機能と日常生活援助項目の関係

2 | 看護援助を具現化するための「知の枠組み」

　さて，理念的なことはこれくらいにして，どのように「基礎のキソ」を展開し，基礎看護学分野における看護援助技術の土台づくりにつなげるかについて，具体的に本書の方向性も確認しながらご紹介していきましょう．まずは「看護の基本的機能」の学習から解説します．なぜ基本的機能のような「理論」から始めるのかについては，さまざまな意見があると思います．著者らが，この方法で行う理由は2つあります．1つは，学習者の多くが20歳前後の健常者であるために，日常生活行為そのものが空気のような存在で，それらを失った場合をイメージ化しにくいことにあります．もう1つは，高等学校までに慣れ親しんだ学習の多くは，理論先行型であり，理論から学ぶことに抵抗がない点があげられます．この方法のメリットは，理論の学習を先行することによって，具体的な日常生活援助項目を学ぶまでに，自己の演習体験を言語化できるように導くことができる点です．

　さらに本書では，看護援助の特性を具現化するために，「知の枠組み」を図1-3に示すような図式モデルを基本として提示します．これによって，将来学んでいく看護技術の学習の方向性と全体像について，演習体験を通して実感できるようになるのです．この図の提示により，インプット→プロセス→アウトカムという表現で学習過程が組み立てられている看護学においては，これから学ぶ道行きを設定しやすくなると

1.「基礎のキソ」とは　◀　5

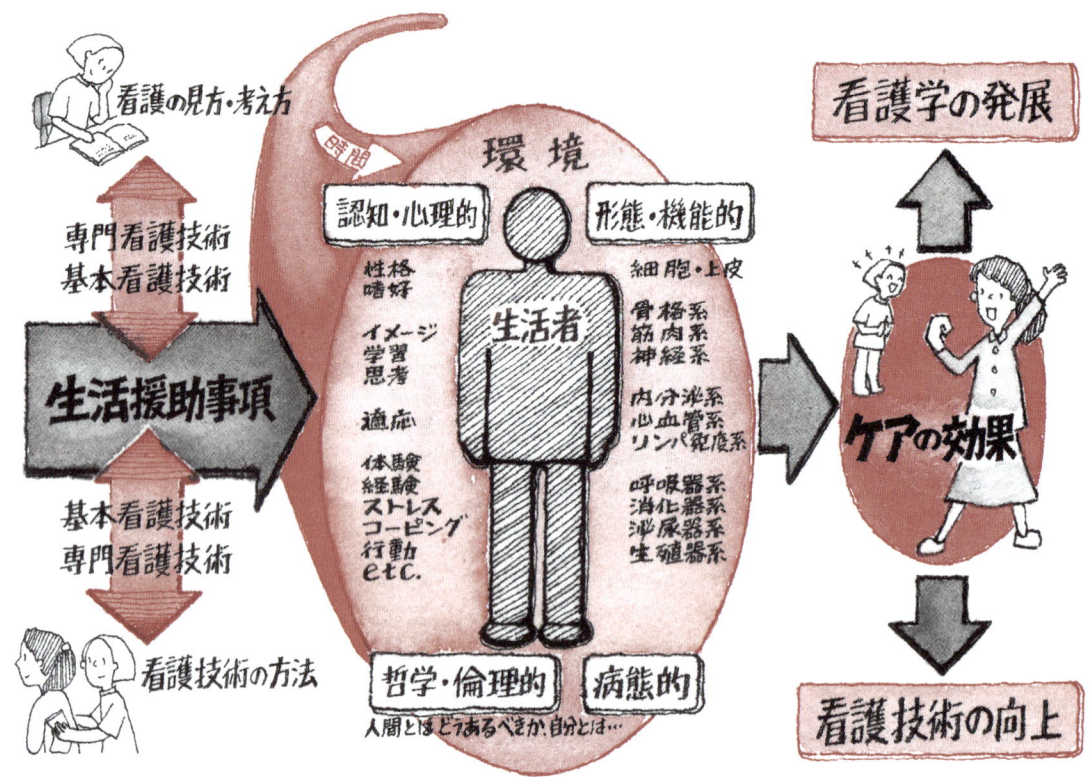

図1-3 生活援助事項と看護援助技術習得までの流れ

いえます．

　このモデル図は，各生活援助項目（今回取り上げたのは主要5項目）のすべてで提示します．これは，将来の看護専門職者となるための思考過程の基本であり，初学者においては，この時点ではあまり詳しい説明に時間をかけることは，本書ではしません．それよりも，この思考過程の重要性を記憶にとどめておいてもらい，今後の看護専門科目を学習するたびに，学生個々人が少しずつ紡いでいってもらえればよいと考えています．本書では，看護の基本的な日常生活体験からエビデンスを引き出せるような演習課題を準備します．演習体験を通して自ら感じ，生じた疑問点について，自立的に文献を調べることによって学ぶことを重要な営みとしています．

2 演習を通して学ぶことの意味

1 | 看護技術習得に向けた学習法

　一般的に「演習」とは，数人のグループをつくり，授業の内容・目的に即して，調査したり体験したり実験したりして，その結果をレポートする授業形態です．この方法により期待される教育効果は，設定された課題に対する学生の積極的かつ自主的な取り組みによって，能動的な学習態度を引き出すことです．例えば，実験や模擬体験は，五感を通じた知識の再構築を促します．また，グループによる学習は，学生のコミュニケーション能力の向上を図ることにつながります．さらに，学生参加型の授業展開によって，他人に自分の考えを正確に伝えるための論理的な思考法を身につけると同時に，社会的倫理の自覚を促すことも期待されます．

　「演習」による教育は，大別すると3つの方法が考えられます(図1-4)．1つ目は，「フィールドワーク」です．この方法は，身のまわりの生活世界を実地調査するものです．この学習方法の特徴は，自分が当事者であるという意識を獲得することに主眼がおかれます．自分で調査を企画し，問題点を把握し，計画に基づいて調査を実施し，調査前に設定した仮説を実際の結果と照らしあわせて客観的に考え，適切な解釈ができ，プレゼンテーションができる能力を養います．これによって，科学的な研究の視

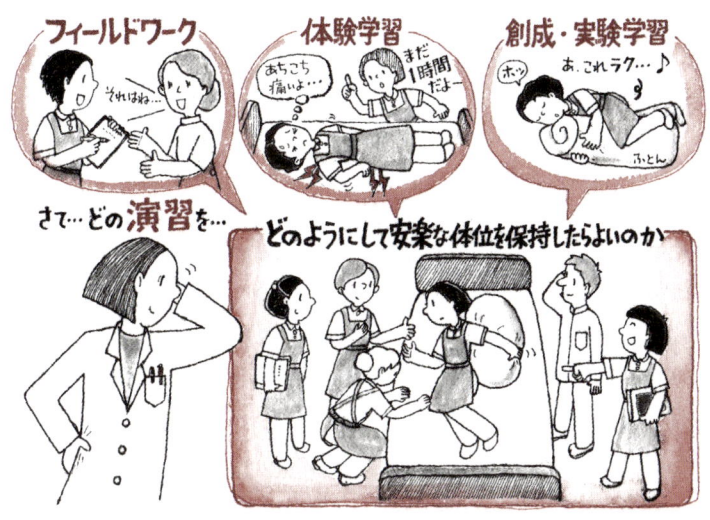

図1-4　演習教育の効果

点が養われることにもつながります．

　2つ目は，「体験学習」です．これは，学習目標にあわせて，とにかく実際に行ってみるというものです．実際の援助の模擬的体験を通して，援助する側とされる側との関係などを深く理解することなどが養われます．本書のなかでも演習課題として取り上げますが，ベッド上で排泄するなどの体験をすることによって，そのような状況におかれた場合に初めて気づく「人間の尊厳」の重要性を実感することができるのです．

　3つ目は「創成・実験学習」です．与えられた課題を前提として，新たな課題を創成し，挑戦的に課題に取り組む能力，ほかのグループとの比較を通じて，問題解決に必要な知識を得るための情報収集能力，専門外の問題を理解する能力などが養われます．具体的な問題の解決に臨むことで，発想力や論理的な思考力も養われます．組織的な問題解決能力や，コミュニケーション力，リーダーシップなどを身につけることも期待できます．学習の趣旨にあった，吟味された演習課題を提示することはきわめて重要です．それらの課題に対して，各グループが，どのような方向で学習を進めていくかについては，適切な教育的介入が必要となります．「フィールドワーク」なのか，「体験学習」なのか，それとも「創成・実験学習」を促すのかは，学生たちの特性や資質をも考慮して選択されるべきであり，指導者の腕の見せ所となるのでしょう．演習によって学生に期待することは，自分たちが「日常生活のなかで当たり前に行っていること」の大事さを再認識することです．そして，これは演習課題を通して看護援助の独自性・重要性に気づくことにもつながります．

2 ｜ 文献によりエビデンスを引き出す

　日常生活援助にかかわる演習課題を提示し，何の準備もせずに学習しても，看護の科学性にかかわる気づきはなかなか生まれません．「看護援助の基礎のキソ」が目指す学習目標は，これまでの知(wisdom + science)の蓄積との対話に基づいて，看護における基礎科学の重要性と独自性を理解することです．そのためには演習課題を提示する際に，演習を進めていくためのキッカケをつくることが必要です．

　例えば，「活動する・運動する」の演習課題を提示する際のキッカケとなるものとして，実際に学生たちの前で，いくつかの援助技術の一部を披露します．その援助技術は，「どのような人に必要なのか」「なぜ必要なのか」などを問いながら，その技術開発につながるいくつかの文献を提示し，その根拠がどのような知の営みで生まれたかを解説します．このことによって，「活動する・運動する」にかかわる看護援助技術を理解し，整理してもらいます．その知の集積こそが必要であることを実感するのです．

　このような方法により，学生は自身の生活体験のみに頼って観念的に演習課題を処理するのではなく，そこに潜む何らかの根拠を常に意識した学習を体験することができるようになります．そのためには，常に文献の重要性を促すことが大事です．

　図1-5は，EBN(evidence based nursing)の要素について，説明したものです．科

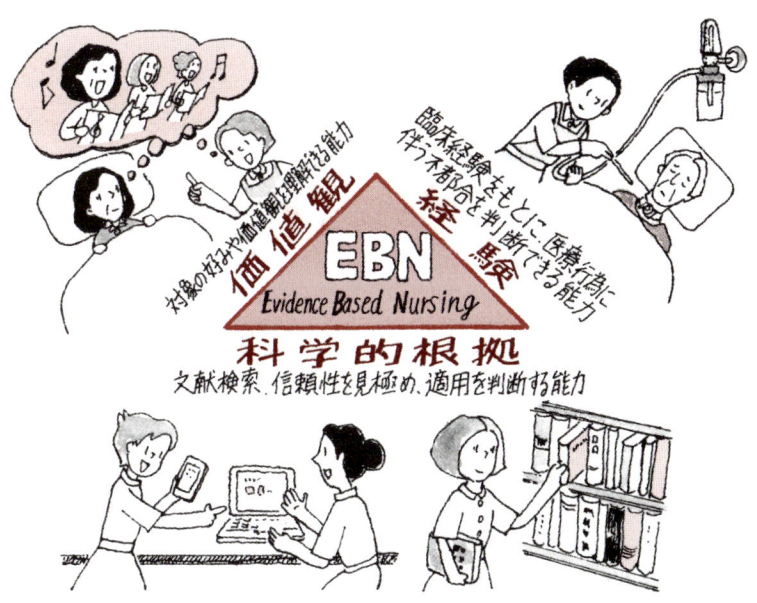

図1-5 看護教育におけるエビデンスとは

学的な根拠が，エビデンスの中心的な柱であることは周知のとおりです．これを会得するためには，先人たちが残した科学知を過去にわたってしっかりと勉強することが求められます．つまり文献検討が重要な営みとなります．しかし，実践の学を支えているエビデンスは，これのみではありません．科学を超えたもの……と言うと大げさかもしれませんが，メタ科学，つまり「価値観」や「経験」も，看護援助技術にとっては，重要な EBN の柱となります．

　図1-5 では，価値観を「対象の好みや価値観を理解できる能力」という表現で記しました．しかし，これらを短い言葉で言語化することは難しく，この表現方法が妥当かどうかについては，今後も検討していく必要がありそうです．看護では，個々の異なった人間を対象としますので，個人を十分に理解し，それにあう最も効果的な技術提供ができるかどうかが問われます．これは，いくら科学的認識を高めても会得できないもので，看護援助にとっては，提供する看護師個人の能力に依拠する大事なエビデンスなのです．また，「経験」の蓄積による臨床判断も，自然科学における知とは異なる重要なエビデンスです．図1-5 では，「臨床経験をもとに，医療行為に伴う不都合を判断する能力」と表現しました．これも，頭だけで理解するには難しく大切な教育上の配慮が必要となります．

　これらを理解するために，わかりやすい例をあげてみます．もしあなたが，患者として長時間の大手術に直面した際に，直接介助を担当する看護師を選択することができるとします．候補は2人で，そのうちの1人は，あなたが受ける手術の内容について，その手順や根拠，付随する危険性や治療の効果についても，論理的にも科学的にも完璧なまでに説明できる看護師です．しかし，この手術の介助経験は初めてです．もう一方の看護師は，同じ術式の直接介助を担当した経験が100事例以上あり，ほぼ

全員の患者が術後に良好な状態で退院しています．しかし，この看護師は，手術の科学的な根拠を説明することはできません．あなたならどちらの看護師に手術の介助をお願いしますか．私ならば，瞬時にして後者を選ぶと思います．なぜ前者を選ばないかについては，その理由を書くまでもないかもしれません．

あまり良い例ではないかもしれませんが，これが「経験」によって得られるエビデンス（wisdom）なのです．このことは，「経験知」などとも言われ，その考え方については，多くの看護の実践家や研究教育者が認めているところです．看護援助に必要なEBNとは，以上述べた3つの柱によって形成されており，演習を通した教育においては，これらをバランスよく学習に組み込むことが，重要なポイントとなります．

3 ｜ 演習体験をレポートすることの重要性

看護を学問に裏づけされた実践科学として成立させるためには大きな課題があります．それは，看護の成果を「見える形（可視化）」にすることであり，看護学を学ぶ初学者の段階から，このことを日々念頭において訓練できる環境づくりが大事です．しかし，演習で獲得したものを言語化するのは非常に難しいことです．では，学生個々人が学習したことを，説得力のある形で他人にわかるように表現するためには，どうしたらよいのでしょうか．

そのためには，まずは「日本語を論理的に書ける」ことが基本でしょう．そのうえで，伝えにくいことは，絵やイラストで表現するなど，言葉で書き表せない部分を言語とは違った形で示すことができる表現力を身につけることが大事となります．最近では，コンピュータ技術が進化して，プレゼンテーションを画像や絵などを用いて簡単に表現できるようになってきました．このような新しい教育工学機器を活用して，言葉を越えたメッセージを発信することが効果的にできるようになっています．本書において，わかりにくいことをイラストで表現することは，このことに起因しています．

演習におけるレポートは，文献で明らかになっている事項を，しっかりと探し当てられるかどうかが基本です．そのためには，学生たちには，何が科学で明らかになっていて，何が明らかでないのかをレポートのなかで，どのように取り上げ，まとめられるかが，評価の最大のポイントとなります．学生たちは，調べれば調べるほど，看護における日常生活援助の事象が，科学では説明できないことだらけであることに気づいていきます．幸いにして，今日では，電子媒体での文献検索が容易になっているので，この機会に学生たちには，情報通信技術（information and communications technology：ICT）の技術（インターネット上にあるデータベース）を活用して，必要な文献データベースを活用できるテクニックを身につけることも重要となります．コラムに紹介したのは，学生たちがレポートを仕上げるうえで，常に心がけておくべき注意点について，その1例をまとめたものです．

コラム | column

レポートを書くうえでの注意点

① レポートには，明快な事実と根拠を示すこと．事実と意見は別物だということに注意する．基本的に主観的な感想は，あまり好ましくないが，事実として感じたことは読み手に理解できるように整理して書くこと．

② 事実の記述とは，自然に起こる事象や，過去に起こった・起こりつつあることの記述で，しかるべき実験や調査，経験の知によって真偽を客観的に判定できるものをいう．

③ 意見とは，推論・判断に基づいてまとめられた考えである．事実の正確な認識に基づいて導き出された意見は根拠のある意見である．

④ 他人の論説から結論を拝借するのでなく，確実な事実に基づいて1つの考えを整理し構成するのがレポート作成の基本である．

⑤ 参考にする資料の量には注意すること．1つの文献だけに頼ると，その著者の意見に支配されやすい．しかし一方で，多すぎると論点がはっきりしなくなるので注意すること．

⑥ 他人の意見を自分の意見のように書いてはいけない．インターネットの記述をコピー&ペーストして仕上げることは，決してしてはいけない．インターネットの記述内容は，記述者の責任という点で説得力に乏しい．

＊インターネットで文献検索をする場合でのいくつかの信頼できるサイトを以下に紹介する．適宜，図書館司書などに相談しながら上手に活用すること．

Google Scholar（ジャンルを超えての科学文献の検索に有効）
https://scholar.google.co.jp/
科学技術振興機構（文部科学省所管の独立行政法人科学技術振興機構（JST）が運営する電子ジャーナルの無料公開システム）
https://www.jstage.jst.go.jp/pub/html/001_jp_menu_.html
米国国立医学図書館の学術コンテンツ　PubMed（英語）
http://www.ncbi.nlm.nih.gov/pubmed/
日本医学中央雑誌データベース（医学関連の教育・研究機関ならば契約している）
http://login.jamas.or.jp/
日本医書出版協会データベース
http://www.medbooks.or.jp/search/

（参考 URL：北海道大学高等教育機能開発総合センター高等教育開発研究部
http://socyo.high.hokudai.ac.jp/）

第Ⅱ章

看護援助のための基本的機能

この章では，看護援助技術を学習していくための5つの基本的機能「環境調整」「コミュニケーション」「ボディメカニクス・バイオメカニクス」「倫理」「安全・安楽」についてまとめます．まずは，演習での気づきを自分の言葉で表現して言語化し，次に文献を活用して体験した事実に解釈を加えて援助の根拠を明らかにし，さらには理論と現実のギャップを実感するというように，段階的な学びを踏めることが狙いです．

1 環境調整

1 看護援助における環境調整

　環境とは，「人間や生物の周囲にあって，意識や行動の面でそれらと何らかの相互作用を及ぼしあうもの．また，その外界の状態．自然環境の他に社会的，文化的な環境もある」（大辞林）と定義されています．つまり，本人を取り巻くすべてのものは環境であり，人もまた人的環境として捉えることができます．

　看護において，環境とは，「人間，健康，看護」と並ぶ主要な概念であり，これらはメタパラダイムとして位置づけられています．フローレンス・ナイチンゲール（Florence Nightingale）は『病院覚え書』の冒頭で，病室の環境調整の重要性を「病院が備えるべき第一の必要条件は，病人に害を与えないことである」と表現しています．看護師は，入院中の対象者が病院でも自宅と同様に，あるいはそれ以上によい環境のなかで，生活者としての営みを継続できるようサポートする必要があります．

2 ナイチンゲール病棟にみる療養環境

　19世紀半ばに考案されたナイチンゲール病棟は，建物の両端に窓を設えた30床の大部屋でした（図2-1）．その広さは200畳にもおよぶといわれています．『病院覚え書』において，患者1人あたりに必要な病床は，少なくとも幅8フィート（約2.4 m），長さ12〜13フィート（約3.7〜4.0 m）であり，所有面積は8.9〜9.7 m^2（江戸間6畳分）であるとされています．看護の偉大な哲学者であり理論家であるナイチンゲールは，実は偉大な病院建築家でもあったのです．

　わが国では，「医療法施行規則」（昭和23年11月5日厚生省令第50号）の施設基準により，一般病棟における患者1人あたりの所有面積は6.4 m^2/床以上と定められています．2001年の第4次医療法改正以前においては4.3 m^2/床以上という非常に限られたスペースでした．6.4 m^2/床以上の空間とは，江戸間に換算すると4畳半（7.0 m^2）にも満たない大きさです．ちなみにアメリカでは7.43 m^2/床以上，ドイツでは8 m^2/床以上，イギリスでは7.25 m^2/床以上と定められています．

　病床面積は，病室における対人距離にも大きく影響します．エドワード・ホール（Edward Hall）は，対人距離を「片方が手を伸ばせば触れる距離：親密距離（15〜45 cm未満）」「両方が手を伸ばせば触れ合う距離：個体距離（45〜120 cm未満）」「触れることができない距離：社会距離（120〜360 cm未満）」「公的な場での対人距離：

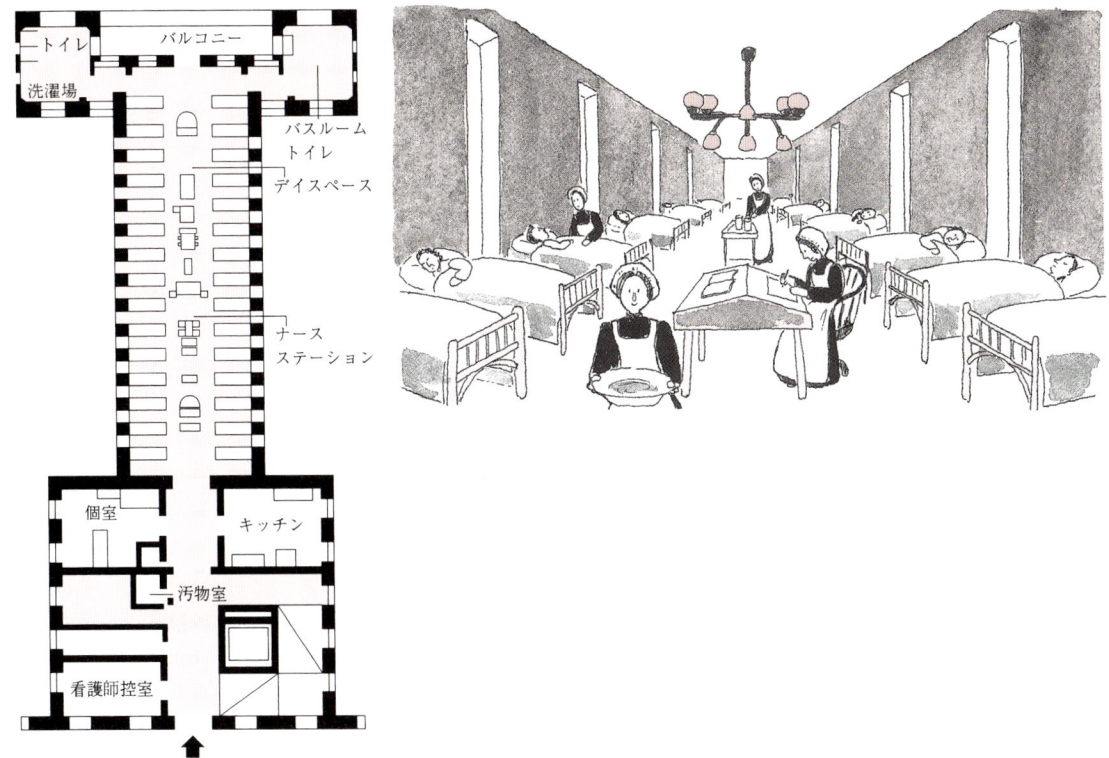

図2-1 ナイチンゲール病棟
(川口孝泰：ベッドまわりの環境学. pp.68-69, 図1, 医学書院, 1998.より引用)

公衆距離(360 cm以上)」の4段階に分類しています.

仮にベッドの設置空間を，縦幅2.7 m×横幅1.0 mとして，病床面積におけるベッド間隔と心々距離(身体の中心間の距離)を概算してみましょう. 4.3 m²/床の面積ではベッド間隔はほとんど確保できず，心々距離はおよそ1.0 mになります. これはホールの親密距離に相当し，パーソナルスペースとしては「すぐに離れたい」と感じる距離です. 6.4 m²では，ベッド間隔は1.4 m，心々距離は2.4 mであり，社会距離に該当しますが，それでも十分であるとはいえません. 一方，ナイチンゲールが推奨する9.0 m²の病床空間では，ベッド間隔は3.5 m，心々距離は4.5 mと十分であり，公衆距離を確保することが可能です(図2-2).

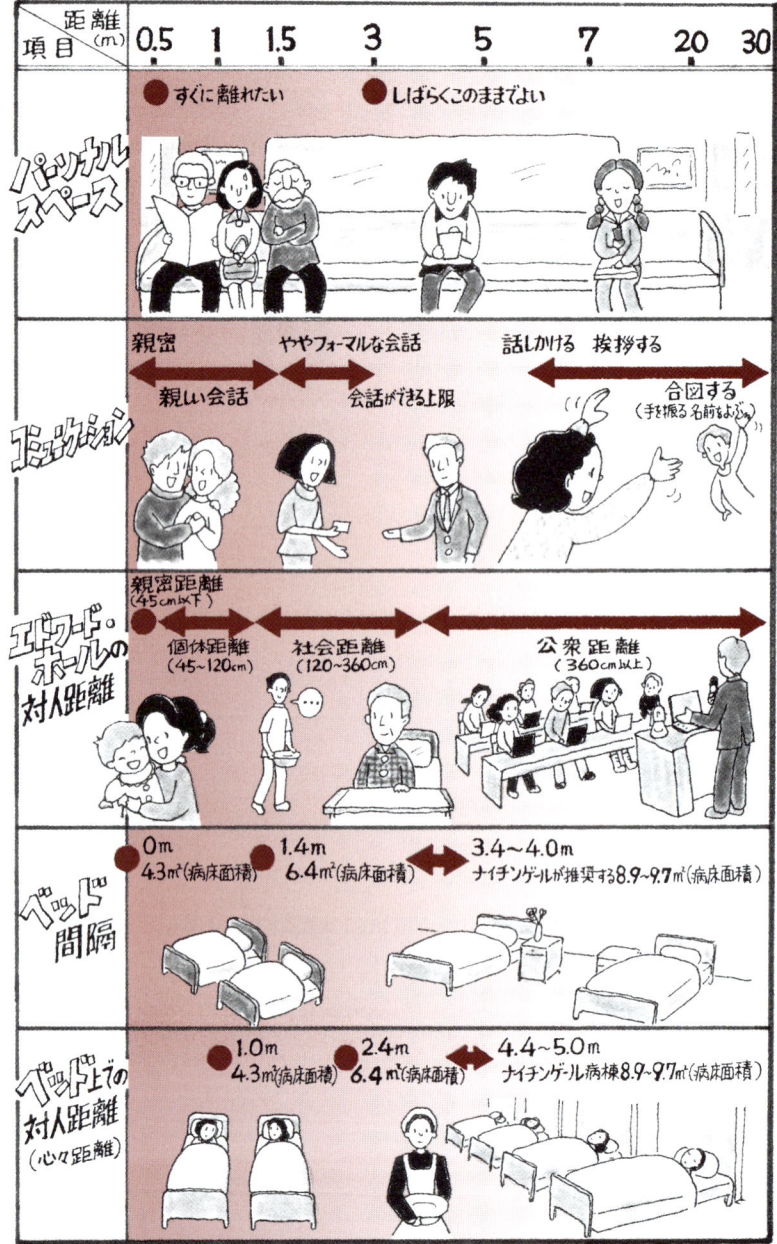

図 2-2 病床面積における対人距離の考え方

3 | 人間-環境系と看護

　「人間-環境系」の視点の理解は，看護における環境調整の在り方を考えるうえで重要です．人間-環境系とは，「人間は，周囲の環境と相互浸透的（トランザクション）に交流をもちながら生活していて，環境という物理的，対人的，社会文化的な文脈から独立して存在することはない」ということを前提に，「環境とともにある人間」を1つの系として捉え，基本的な分析の単位とするものです．そのなかでもとくに，

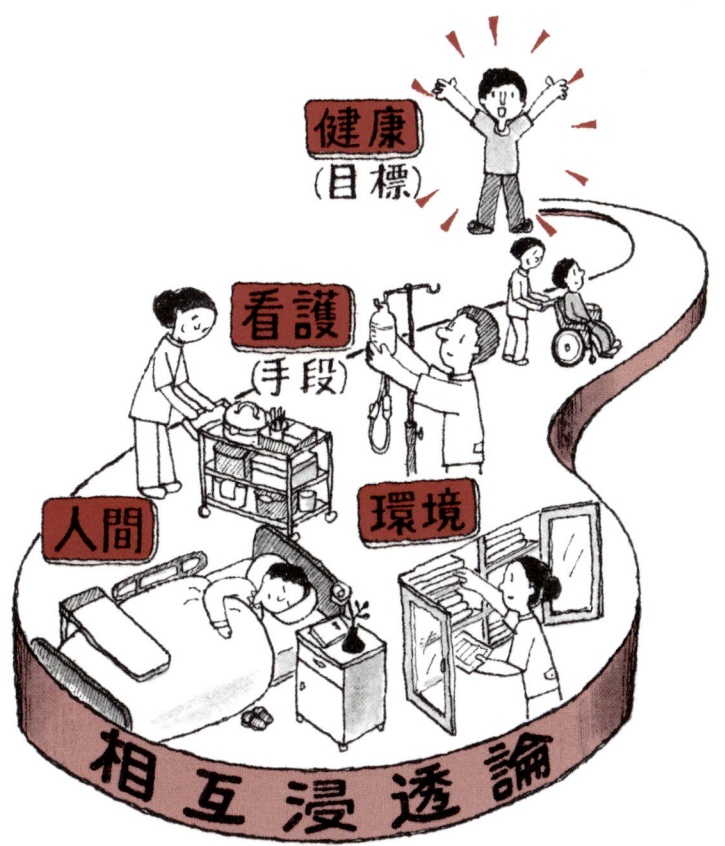

図2-3　人間-環境系の視点で捉えた看護のメタパラダイム

　アメリカの認知心理学者であるジェームズ・ギブソン(James Gibson)の造語「アフォーダンス(affordance)」や，シーモア・ワップナー(Seymour Wapner)と山本の「環境移行(environmental transition)」などは，看護における環境調整のみならず，患者の適応などの心理的側面を理解するうえでも役立つ重要な概念といえます．
　このような人間と環境との相互浸透論的な関係性は，看護の理論にも深く関係しています．看護学において，人間と環境との関係性を，「相互浸透論」を用いて説明した理論家として，ヒルデガード・ペプロウ(Hildegard Peplau)，マーサ・ロジャーズ(Martha Rogers)，ローズマリー・パースィ(Rosemarie Parse)，アイモジン・キング(Imogene King)，マーガレット・ニューマン(Margaret Newman)，などがあげられます．なかでもとくに，看護師と患者の役割遂行による目標達成に焦点をあてたアイモジン・キングの相互浸透論は，学生にとっても比較的に理解しやすいものです．キングは自らの理論のなかで，患者と看護師相互の関係性を，アクション(action)→リアクション(reaction)→インタラクション(interaction)→トランザクション(transaction)という表現を用いて段階的に説明しています．図2-3は人間-環境系における相互浸透論の考え方を看護のメタパラダイムを用いて，ケアのプロセスとして図式的に表したものです．看護の対象である「人間」と，対象からみれば「環境」となる

看護者が,「看護」という手段を介して,相互浸透的な関係性をもちながら,「健康」の回復(疾病の予防)という共通の目標に向かって進むことを意味しています.このような,人間-環境系の考え方は,環境調整の視点のみならず,学生が多くの看護援助を理解するための重要な基盤となります.

4 | 環境調整に関連するエビデンス

ここでは,図2-4のように環境調整の視点を「物理的環境」「対人的環境」「管理・教育的環境」の3つに分けて,それぞれのエビデンスを紹介します.

まず,「物理的環境」には,室内気候,生活・ケアに関する物品,室内デザイン・インテリア,情報通信技術(ICT)などの環境要素があります.例えば代表的なものには,環境工学の分野で多くのエビデンスが確立されている,室内気候(温度,湿度,気流など),ニオイ,採光,照度,音(騒音レベル),空気の清浄度や粉塵,換気といった物理的な環境要素とそれぞれの基準値があげられます.具体的には,室内の気候条件であれば,夏季には,室温は22〜25℃,湿度は60〜75%,風速は0.1m/秒以下,というように,一般的に快適であるといわれている基本的なデータを数値で示すことが可能です.これによって,学生たちは演習室内の物理的指標による環境の把握に興味・関心をもち,実際に道具を用いて測定することの重要性に気づきます.ま

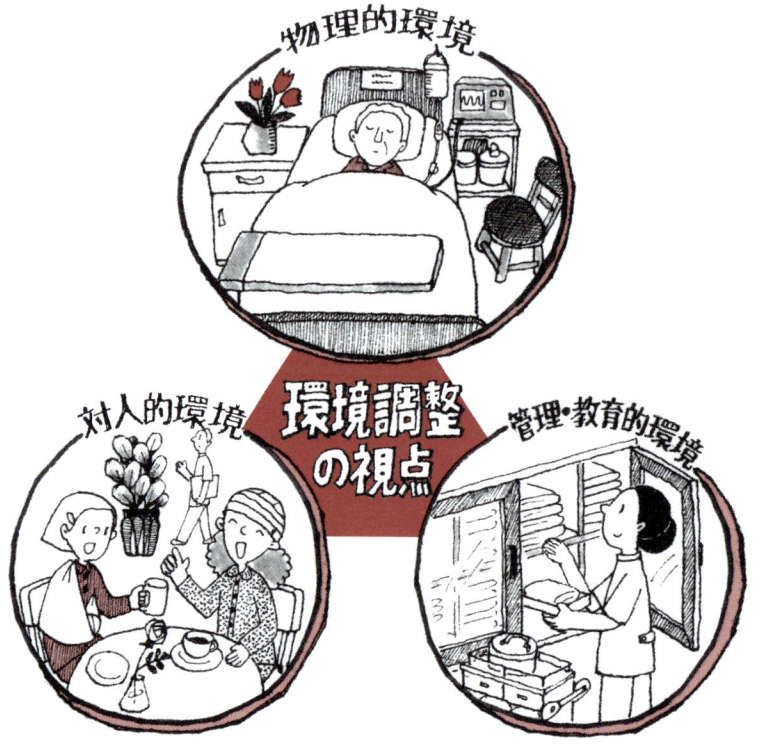

図2-4　環境調整のための3つの視点

た，計測値が，環境調整の援助においてどのような意味をもつのかを再考できるよう促します．実測値がそのまま入院生活の質を捉える指標となり得るのか，基準の枠内であれば常に快適なのか，という問いは，初学者にとって比較的取り組みやすい課題であるといえます．

　また，ベッドまわりの物品や家具，ケア用品，病室内のデザインなどについては，人間工学や建築計画，インテリアデザインなどの学問領域に沢山のエビデンスが蓄積されています．とくに，生活空間を構成する物的環境については，対象の生活習慣（生活パターン）や嗜好，ひいては文化的要素の影響も考慮し，対人的環境にも共通する人類学や行動学，人生哲学，生活科学などの幅広い知見を参考にするよう勧めます．

　「対人的環境」では，対象者を取り巻く他者との人間関係やコミュニティの役割，個人空間とプライバシー，テリトリーや対人距離，生活習慣や嗜好などの環境要素を紹介します．対人関係論に関しては，患者間，患者-家族間，患者-医療職間，とさまざまな人間関係について，社会学や心理学において多くの文献的な蓄積がみられるのと同時に，看護学の領域においても，多くのエビデンスが存在します．とくに対人関係論に主眼をおいた看護の理論家たちの文献を，環境という視点から改めて捉え直してみることを，学生には積極的に勧めます．

　「管理・教育的環境」とは，あまり馴染みのない表現かもしれませんが，これは対象者が治療や療養を行ううえで不利益を伴うことなく，安全・安楽な状態を保つことができるよう配慮されるべき環境を指します．もちろん，看護する側の安全についても同様です．具体的には，感染予防や事故防止などの医療安全，看護管理・提供システムなどが要素としてあげられます．病院機能評価機構などによる第三者評価もここに該当するでしょう．医療の現場を知らない学生，とくに初学者にとって，看護における管理的な視点を理解することは簡単ではないようです．しかし，対象の安全・安楽やケア提供者の健康を保障する枠組み，さらには社会の一員として効果的に資源を活用するための調整方法などについては，看護実践を広い視野で捉えるために不可欠であり，必ずおさえておきたい視点です．

　以上のようなエビデンスをある程度事前にまとめて提示できることは，学生が演習で得た自らの学習体験を科学的根拠と結びつけて自分の言葉で言語化するための助けとなります（表2-1）．

表2-1 環境調整の看護技術のために必要なエビデンスの整理

環境要素		エビデンスの所在		環境調整の看護技術
		看護学以外	看護学	
物理的環境	●室内気候に関するもの ニオイ，採光，音，粉塵 ●物品・用具に関するもの 生活物品，ケア物品，医療・福祉用具・機器 ●病院建築に関するもの 室内デザイン，インテリア ●ICTに関するもの インターネット，TV電話	環境工学，保健衛生学など 人間工学，福祉工学，プロダクトデザインなど 建築計画学，インテリアデザインなど 情報学，医療情報学など	基礎看護学 看護人間工学 看護情報学	●病室の環境調整 換気，調光，防臭 ●病床の環境調整 ベッドメーキング，シーツ交換 ●ケア物品の調整・管理 適した物品の選択・配置・メンテナンス ●代替・補完的介入 リラクゼーション効果（アロマテラピー，マッサージ） ●人間関係の調整 患者間，ケア提供者との関係性 ●事故防止・安全管理 リスクマネジメント ●感染予防・管理 スタンダードプリコーション，感染サーベイランス ●ケアマネジメント 専門職間の連携，ファシリティマネジメント，社会資源の活用 ●遠隔看護支援 ネットワーク環境下での継続的看護
対人的環境	●対人関係 人間関係 ●コミュニティ 家族関係，社会的役割，サポート体制 ●テリトリー・プライバシー 個人空間・認識，対人距離 ●生活習慣・嗜好 生活リズム・パターン，価値観（人生観，健康観），QOL	臨床心理学，患者行動学，人間関係論など 集団力学，社会学，公衆衛生学，医療人類学など 環境心理学，文化人類学，民俗学，近接理論など 生活科学，人生哲学，健康論など	基礎看護学（対人関係に関する看護理論） 看護倫理学 精神看護学 地域看護学 在宅看護学	
管理・教育的環境	●感染予防 サーベイランス ●事故防止・安全管理 リスクマネジメント，ヒューマンエラー ●看護管理・提供システム 教育システム，労務環境，社会資源	環境感染学，感染予防学など 人間工学，危機管理学など 労働衛生学，経営管理学，保健医療政策学，組織活動論など	基礎看護学 感染看護学 看護管理学	

〔川口孝泰：看護における環境調整のエビデンス（続 ケア技術のエビデンス）．臨床看護（増刊号）29：1880-1886，2003．より引用〕

5 │「体験学習」で育む環境調整の視点

　　環境調整の課題では，まず全員に「自分にとって快適な環境」について各自で考えてもらいます．ここでは学生の生活体験をもとにした，素直でユニークな感情が表出されることを期待します．なぜなら，病床の環境調整の多様性を理解するためには，それぞれの学生が自分と他者の興味や関心の違いに気づけることが大前提となると考えるからです．

　　自分や身近な他者が入院体験をもつ場合を除き，多くの学生は入院患者と自分との間に乖離した感覚をいだきがちです．つまり学生たちは，入院中の対象者にも，生活があるという当たり前のことをイメージするのが難しいことがあります．このような学生たちにとって，生活における習慣や価値観を自問することは，とても大事な作業です．学生たちは，すべての療養の場がそれぞれの対象者の日常生活の延長線上にあり，その人が快適かつ安全・安楽で安心して生活できる環境は，個別的かつ多様であることに改めて気づくのです．

このプロセスを経て，2つ目の課題では，模擬病室としての実習室内の環境を，道具を使って実際に測ってみます．実習室内の温度や湿度，気流はどうか，採光や照明は適当か，騒音はどのようなレベルかなど，1つひとつの指標を数値によって検証しながら，ベッドまわりの快適性を考えていきます．さらに，ベッドの幅や高さ，カーテンで仕切られた個人空間の面積，ベッド間隔，隣の患者との心々距離なども，学生が客観的に評価できる重要な指標となります．

　このような指標をもとに，学生は自分たちにとって快適な環境について話しあいを始めます．ここでは，「自分にとって快適な環境とは？」「看護の対象となる人々が快適性を保つための環境調整とは？」という演習課題から導き出された個々の学生の気づきに，文献的な考察や意味づけが加えられ，グループやクラス全員で学びの共有ができるよう努めます．学生たちは演習グループごとにベッドを囲み，患者，看護師，観察者それぞれの立場を体験しながら，環境調整についてのディスカッションを進め，最終的には個人の学びをレポートに表現します．

　学生たちの学びは，室内の物理的な環境評価から始まり，シーツの汚れやしわの状態，ベッドやテーブルの高さなどにも及びます．また，ベッド上での臥床体験から，病室における個人の空間やベッド間隔を認識し，対象のプライバシーやテリトリー，対人距離などの重要性についても体感していきます．そして，徐々に物理的な指標だけが対象の快適性を評価するものではないことにも気づき始めます．ここでは，学生のレポート内容を示しながら，演習における学びを紹介しましょう．

演習課題　環境調整

1. あなたにとって「快適な環境」のために必要な条件（要素）を具体的にあげてみよう．類似点や相違点について，周囲の人と話しあってみよう．
2. 対象者にとって，治療の場かつ生活の場（居住空間）であるベッドとその周辺の環境を，当事者（あなたおよびグループ）の視点で自由に評価してみよう．
   ① 病室の物理的環境（室内気候）を評価しよう．
   ・計測器を用いて，病室の環境を計測してください．
   ＊アセスメントの視点：実測値と基準値を比較して分析してみよう．

   温度：＿＿＿＿　　湿度：＿＿＿＿　気流：＿＿＿＿　　病床内気候：＿＿＿＿
   騒音：＿＿＿＿　　照度：＿＿＿＿

   ② 病室の物理的環境（個人空間，共有空間）を評価しよう．
   ・ベッドに横になり，寝心地を確認してみましょう．
   ・どんな物品がどのように設置されているだろうか．その他に生活に必要なものは？
   ・計測器（メジャーなど）を用いて，ベッドまわりと共有の空間を計測してください．
   《ベッドの大きさ》
   縦　＿＿＿cm ×横　＿＿＿cm ＝面積　＿＿＿cm^2　　心々距離：　＿＿＿cm
   《カーテンに囲まれた空間の大きさ》
   縦　＿＿＿cm ×横　＿＿＿cm ＝面積　＿＿＿cm^2

* アセスメントの視点：個人空間の広さは十分だろうか（ナイチンゲール病棟との比較）
テリトリーやプライバシーは確保されているだろうか．
実測値と基準値を比較して分析してみよう．
対人的・管理的環境についても評価してみよう．

Aさんのレポート(抜粋)

　ベッドはカーテンで仕切られており，私たちのグループでは，個人のテリトリーとしては問題ないという結論に至りました．しかし，プライバシーの視点で考え直してみると，薄いカーテン1枚では空間を単純に区切ることはできても，本当の意味でプライバシーは守られないと考えます．音やニオイが他人に漏れてしまうこのような空間で，自分が入院患者となって生活しなくてはならないとなると辛いです．また，自分たちのベッドでは問題なかったのですが，隣のベッドでは仰臥位になったときに，顔の真上に蛍光灯が位置し，まぶしくて眠れないとの意見が出ました．実際の照度については200ルクスと快適だったのですが，実際に生活してみないと気づけない不具合もあると実感しました．対象者にとって快適な環境とは，物理的指標だけで単純に図ることはできないものだと考えます．その人がその環境をどのように捉え，どのようなことを「快適」だと思えるのか，どのような環境であれば「安心」して生活できるのか，という主観的評価が不可欠だといえます．

Bさんのレポート(抜粋)

　個人空間について計測した結果，カーテンで仕切られた面積は6.4 m² と施設基準を満たしていた（図．参考までに，第4次医療法改正前の基準値であった4.3 m² についても測定してみたが，かなり狭いと感じた．反対に，ナイチンゲールが推奨する9.0 m² は広いと感じたが，生活に必要な家具や物品を配置することを考慮すれば決して十分ではないという意見もあった．6.4 m² の空間では，隣のベッドとの間隔は約1.7 m，心々距離は約2.8 mで講義資料とほぼ同じであった．これは，パーソナルスペースとしては問題がないといわれる距離であり，ホールの対人距離では「社会距離」に該当した．しかし，こ

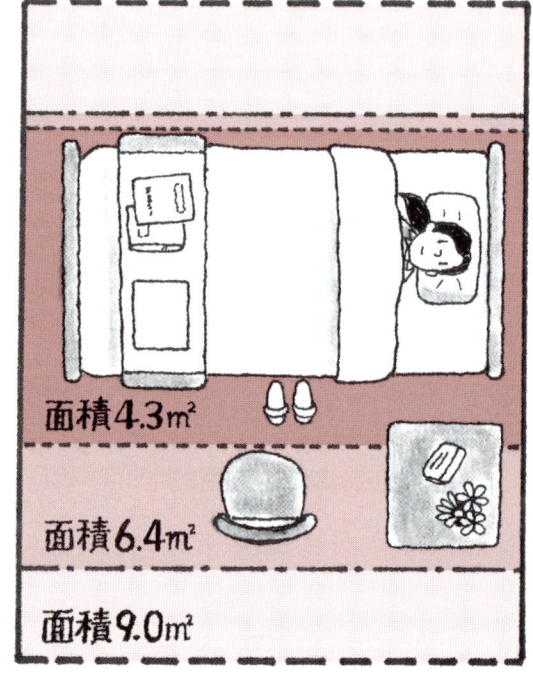

れらの対人距離に関する感覚は，グループ内の学生によってもさまざまで個人差があり，また相手や状況によっても左右されることが確認された．同室者はもちろん，看護師もまた，対象にとっては対人的環境であり，対象者への影響について常に考えることが大切である．

6 | 基本的日常生活援助につながる環境調整の視点

　上記以外では，「対象の好みや価値観を考慮した環境調整の在り方」というタイトルで，対象のQOLに関する議論にまで考察が及んでいるレポートもありました．対象の希望を最優先させた援助が必ずしも当事者や家族のQOL向上につながるとはいえない，といった学生の気づきは，この後に続く演習援助項目である「倫理」などで，看護場面における葛藤やジレンマを考えるための導入や動機づけともなりえます．

　学生は，このような学びのプロセスを，演習のなかで積み重ねていくことで，看護技術を提供するあらゆる局面において，環境調整へと自然に目を向けられるようになっていきます．そして，看護の対象が複雑で多様性をもった生活者であり，科学的根拠に基づいた環境調整にも限界があることを，少しずつ考えられるようになっていきます．実践の学問である看護学においては，常に客観性をもった実測値で評価する側面と，その一方で対象の主観的な反応を大事にする側面の両方があり，それらを行き来できる柔軟性についても伝えたいものです．

　環境調整の単元では，もちろん，既存のエビデンスをもとにしたベッドメーキングやシーツ交換などの看護技術の方法論を獲得することが大切です．しかし，教科書どおりのスキルやテクニックに捉われることよりもむしろ，初学者のうちに良い意味で物事を「疑う」目を養ってほしいとも考えます．対象の状態やその場の状況にあった環境調整の手段を常に考えて工夫できる力を養うためには，むしろ初学のこの柔軟な時期に，どれだけの知的刺激を与えられるかにかかっているといっても過言ではないでしょう．学生は，教員が示すデモを単に真似るのではなく，自ら考えて工夫することを求められる演習体験を通して，知識や分析力の乏しさに直面し，また理想と現実のギャップを実感しつつも，確実に新たな知を得る喜びを体験していきます．このプロセスこそが，看護援助の基礎のキソを学ぶ際に重要なのです．

| 参考文献

1) F. ナイチンゲール(著)，湯槇ます(監修)，薄井担子，小玉香津子，田村 真，他(訳)：ナイチンゲール著作集，第2巻；病院覚え書，第3版．pp.185-333，現代社，1974.
2) 医療法施行規則，第3章 病院，診療所及び助産所の構造設備：第16条3項および11項(昭和23年11月5日厚生省令第五十号，最終改正：平成19年1月9日厚生労働省令第二号)
3) エドワード・ホール(著)，日高敏隆，佐藤信行(訳)：かくれた次元．pp.160-181，みすず書房，1970.
4) 高橋鷹志，チームEBS：環境行動のデータファイル－空間デザインのための道具箱．彰

5) 川口孝泰：看護における環境調整技術のエビデンス（続 ケア技術のエビデンス）．臨床看護（増刊号）29：1880-1886，2003．
6) 佐藤政枝：検証！病室の特性を活かした環境調整の工夫．クリニカルスタディ28：590-593，2007．
7) 山本多喜司，シーモア・ワップナー：人生移行の発達心理学．北大路書房，1992．
8) Wapner S : A holistic, developmental, system-oriented environmental psychology-some beginnings. In Stokols D, Altman I(Eds.) : Handbook of Environmental Psychology vol.2. New York, John Wiley & Sons, 1987.
9) 日本建築学会（編）：人間－環境系のデザイン．彰国社，1997．
10) J.J. ギブソン（著），古崎 敬，古崎愛子，辻 敬一郎，他（訳）：ギブソン生態学的視覚論；ヒトの知覚世界を探る．サイエンス社，1985．

コラム | column

横糸と縦糸を紡ぐための演習の組み立て

　本書では「看護の基本的機能」と「日常生活援助」を布地の横糸と縦糸に例えています．このような考え方のもと，系統的な学びを導くためには，それぞれの演習の組み立て方にちょっとした工夫が必要になります．

　1つの演習は，「演習の導入」→「グループ演習」→「演習のまとめとレポート作成の導入」→「レポートの評価と演習全体のまとめ」でおおよそ構成されます．まず，演習の前に30分程度の短い講義の時間（動機づけ）を設け，その後の演習が効果的に展開されるよう，必要最小限のエビデンスを例示します．学生は示されたエビデンスをヒントに，グループごとに演習課題に取り組みます．演習の最後には，簡単なまとめとレポート作成のための導入の時間をもちます．次回の演習までの期間や，演習を行う時期などによっても，学生に求めるレポートの質は異なります．演習での気づきや課題が文献との対話によって言語化された学生のレポートの評価については，次回の演習の冒頭で，前回のまとめとともにフィードバックします．

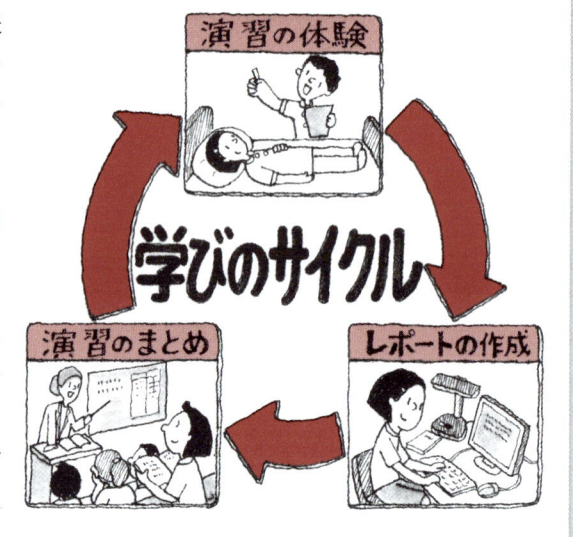

　このように，演習を通して学生が段階的に学びを重ねていくプロセスには，それぞれの演習回における体験をつなぐための，節目のキッカケづくりの工夫が重要となります．「演習の体験」→「レポートの作成」→「演習のまとめ」それぞれのプロセスがうまく連結されるとき，図に示すような学びのサイクルが生まれます．このような学びのサイクルが，演習ごとに幾重にも繰り返され，横糸と縦糸が紡がれていくことで，看護援助のための系統的な学びの循環へと拡大されることを期待しています．

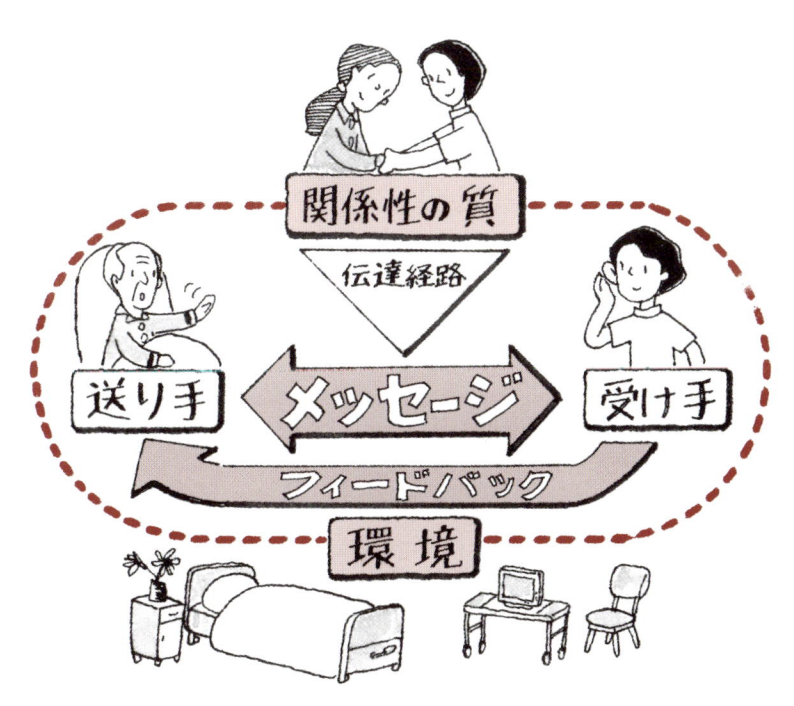

2 コミュニケーション

1 | コミュニケーションとは

　看護援助においてコミュニケーションは，重要なキーとなる概念の1つです．私たちが日常生活を送るうえで，コミュニケーションは空気のような存在です．難しい理論的な認識はなくても，各人の生活体験により獲得した仕方で，自分なりに活用しています．しかし看護援助におけるコミュニケーションは，健康問題を抱えた対象への働きかけのための専門的な技術であり，その特質を理解し治療・援助に活用できるような理論の認識と，実践への効果的な応用が求められます．看護援助におけるコミュニケーションの善し悪しは，対象の健康回復にも大きな影響を及ぼします．

　図2-5は，コミュニケーションについて概念的に理解するための図式モデルです．コミュニケーションとは，情報の「送り手(sender)」と「受け手(receiver)」のメッセージのやりとりのことです．そのメッセージがどのように伝わるかを左右する要素とし

図2-5　コミュニケーションのモデル
（Potter PA, Perry AG : Basic nursing ; Essentials for practice. p.204, St. Louis. Mosby Elsevier, 2007. を参考）

て，伝える情報にあった適切な「伝達経路(channel)」，および場面や状況などの「環境(environment)」，さらには送り手と受け手の「関係性の質(interpersonal variables)」があげられます．看護援助におけるコミュニケーションの技術は，このような概念的な認識を前提とし，対象の特性を十分に理解したうえでの根拠ある働きかけが求められます．

2 | コミュニケーションの種類

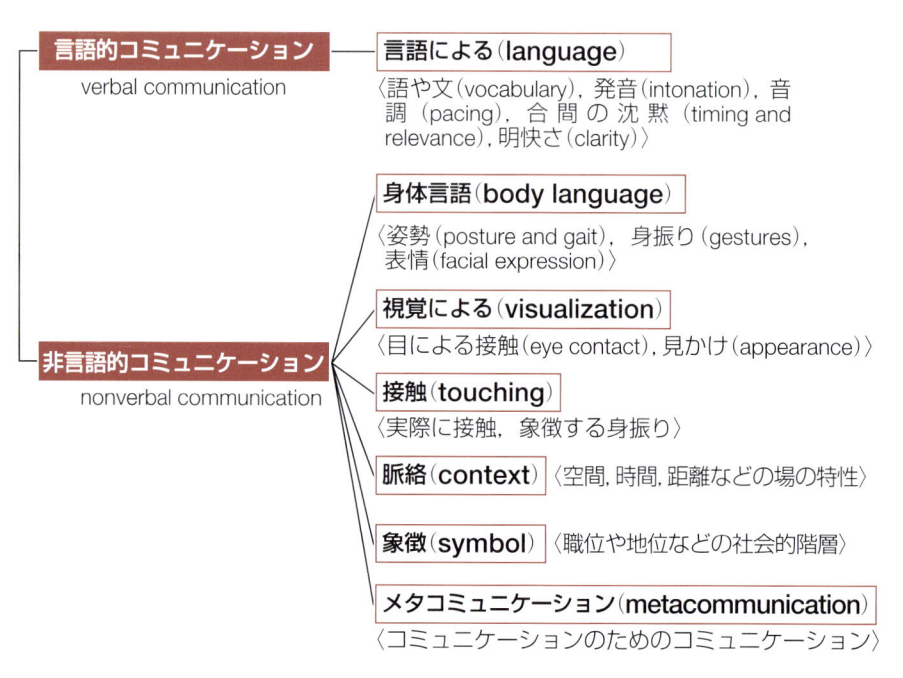

コミュニケーションの種類は大きく分けて言語的コミュニケーション(verbal communication)と非言語的コミュニケーション(nonverbal communication)に分類されます(図2-6)．言語的なコミュニケーションは，語や文を用いたコミュニケーションがこれにあたります．使用する語や文に付随するものとして，語気の強さや調子，あるいは合間での沈黙も，語や文の内容の質を決定する重要な要素となります．また語や文の概念の明確さは，送り手と受け手が共通な認識をもてるように，平易な言葉を選べなければ正確な情報伝達が成り立ちません．このような言語によるコミュニケーションは，情報伝達の中心的な道具となります．

一方で非言語的コミュニケーションは，言語的コミュニケーションでは表せないメッセージを伝達するものです．身振りや表情，アイコンタクトなどの視覚的なもの，タッチング，状況にあった振る舞いや態度などが，語や文では伝えきれないものです．また時間や空間などの環境要素および立場の違いなども非言語的コミュニケーションにあたります．さらに非言語的なコミュニケーションとしてメタコミュニケー

言語的コミュニケーション verbal communication
- **言語による(language)**
  〈語や文(vocabulary)，発音(intonation)，音調(pacing)，合間の沈黙(timing and relevance)，明快さ(clarity)〉

非言語的コミュニケーション nonverbal communication
- **身体言語(body language)**
  〈姿勢(posture and gait)，身振り(gestures)，表情(facial expression)〉
- **視覚による(visualization)**
  〈目による接触(eye contact)，見かけ(appearance)〉
- **接触(touching)**
  〈実際に接触，象徴する身振り〉
- **脈絡(context)** 〈空間，時間，距離などの場の特性〉
- **象徴(symbol)** 〈職位や地位などの社会的階層〉
- **メタコミュニケーション(metacommunication)**
  〈コミュニケーションのためのコミュニケーション〉

図2-6 コミュニケーションの種類

ションがあります．メタコミュニケーションとは，情報伝達が円滑に行えるように，事前に確認・調整するなど，コミュニケーションのためのコミュニケーションです．例えば，コミュニケーションの開始・中断・終了の合図や，発言順序の指示などは，コミュニケーションを効果的に行うための工夫です．看護援助においては，このような概念上の認識を手がかりとして，いかに効果的なコミュニケーションを活用するかは，技術実践の重要なポイントとなります．

　図2-7は，コミュニケーションに影響を与えると考えられる要素です．これらの要素は，対象を理解するための評価指標として役立つばかりでなく，対象の特性にあわせたコミュニケーション技術の提供方法を示唆する重要な指針となります．情報の受け手となる対象の「知覚・認知(perception)」特性は，情報の共有化を果たしていくために重要な指標です．また「発達段階(development)」は，とくに小児などの対象に関しては，適切なコミュニケーションの選択を判断するためには重要な指標となります．また，患者と看護師とのお互いの関係性の質，つまり「役割(role)」の認識は，コミュニケーションを効果的に行ううえで大切になります．その他，対象の「知識(knowledge)」や教養のレベルなどもコミュニケーションを効果的に行うための重要な指標です．その他，「社会文化的背景(sociocultural background)」や「対人距離・空間(space and territory)」など，その場の状況，あるいは「情動(emotion)」などの内省

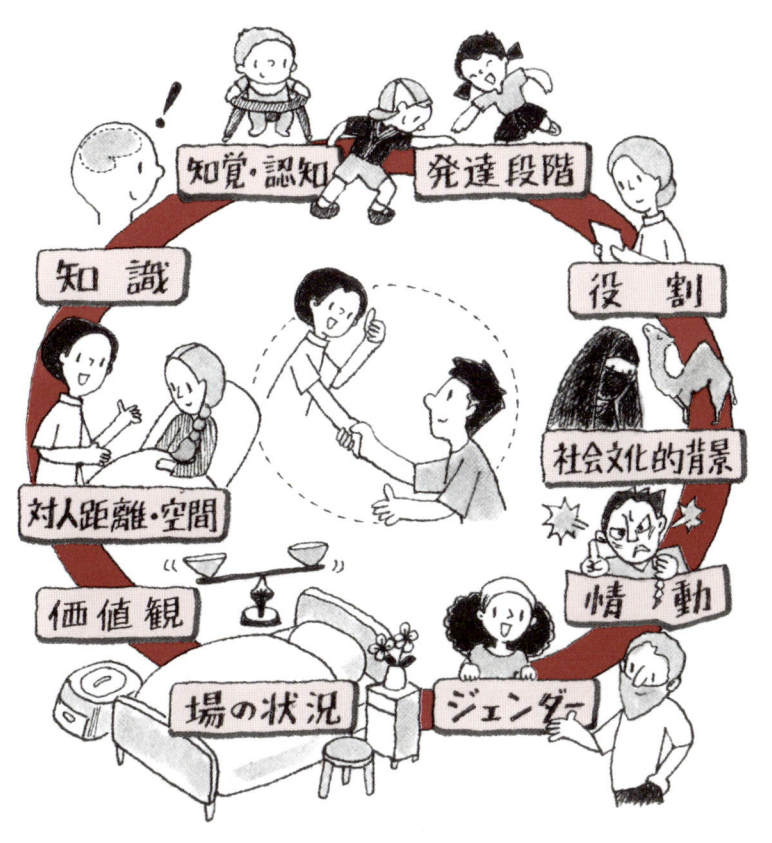

図2-7　コミュニケーションに影響を与える要素

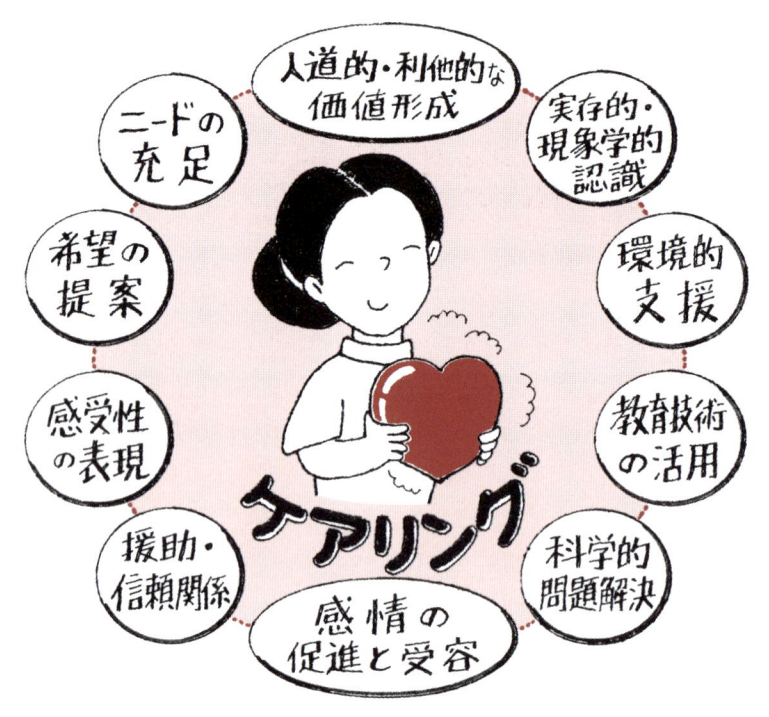

図2-8 ジーン・ワトソンのケアリング理論の10の概念

的な部分もコミュニケーションの成立を決定づけます．さらには，対象の「価値観（values）」や「ジェンダー（gender）」に対する認識，「場の状況（environmental setting）」などが，円滑なコミュニケーションの在り方に影響を及ぼします．

　また，図2-8は，ジーン・ワトソン（Jean Watson）のケアリング理論を構成している10の概念です．ケアリングの解釈については種々のものがあり，なかなか一定の見解をもちにくいといえます．ある定義によると，ケアリングとは，「人間関係を中心的な概念と位置づけ，傷ついた人を見たときに手をさしのべて，何かをしたくなる気持ち……」とあります．この定義は哲学的な側面が強いのですが，看護援助においては，まさしくこのような素養をもちあわせていなければ，看護を業（なりわい）とする仕事には向いていない，ということになります．ワトソンが提示した10のケアリング要素のすべてにおいてコミュニケーションを通じた「癒し」が存在しているとし，それぞれの要素について，ケアリングに向けた営みをまとめながら，それらを支えているコミュニケーションの重要性を説くものです．

3 ｜ 援助関係に必要なコミュニケーションの要素

　良好なコミュニケーションは，効果的な看護援助に結びつく重要な要素です．患者・看護師の援助関係の形成において必要となるコミュニケーションの要素として，「信頼」「共感」「自己決定と相互浸透関係」「ケアリング」の4項目があげられます．こ

れらは1つひとつが看護理論の主要概念で，これまでに多くの看護理論家たちによって独自の定義がなされてきました．詳細については理論書に譲り，ここでは代表的な4項目について簡単に紹介します．

「信頼(trust)」とは，ヒルデガード・ペプロウ，アイダ・オーランド(Ida Orlando)，アーネスティン・ウィーデンバック(Ernestine Wiedenbach)，ジョイス・トラベルビー(Joyce Travelbee)などの，人間関係論を中心とする看護理論家たちの中心的な概念です．これらの理論は，対象と援助者の信頼関係は，対象の生活史・価値観・生活習慣・心身の状態を援助者が受容し，対象に安心感を与えることによって成立するものであることが述べられています．このような信頼関係を形成するためには，対象の主体性を尊重し，対象の声や心理に耳を傾け，対象との距離感を考慮し，相互的にコミュニケーションを行っていくことが必要となります．また対象との信頼関係を保持するためには，失敗や間違いの際には誠意を込めて謝罪し，守秘義務を守ることが求められます．

信頼関係の形成に準じる基本要素として「共感(empathy)」があげられます．共感とは，対象の「わかってほしい」という思いをくみ，対象と共に喜び，悲しむという援助者の基本的な姿勢のことです．共感する姿勢は，観察・傾聴・確認という3要素で成り立っています．観察は，対象の注意深い観察，そして観察された情報を客観的に把握することです．傾聴は，対象が伝えたいと思っていることを聴こうとする態度です．確認は，対象の心に寄り添うために観察・傾聴して理解したことを繰り返すことです．

看護援助では，ただ対象の言うことを聞いて活動をするのではなく，利用者の尊厳を守り，対象の「自己決定と相互関係(autonomy and mutuality)」を促していく必要性があります．入浴の援助や排泄の援助などの，差恥心を伴う援助では，対象が安心して看護ケアを受けられるように配慮することも重要な技術なのです．

「ケアリング(caring)」は，看護援助において重要な概念です．ケアリングの概念は今日，多様な解釈で定義化されています．その哲学的な側面は，ジーン・ワトソンのケアリング哲学の考え方を例にあげると，人間関係を中心的な概念と位置づけて，「傷ついた人を見たときに手をさしのべて，何かをしたくなる気持ち……」であると述べられています．このケアリングについては，演習実施の際に十分に意識して行ってほしいと思います．

以上，コミュニケーションを看護援助技術として展開していくための基礎となる理論について紹介しました．これらの理論は，あくまでもコミュニケーションの概念をわかりやすく整理するために抽象化，モデル化したもので，実際には複雑な現実の技術提供場面に応用できることが必要となります．実際の演習においては，これらの理論的な講釈はまずはおいておいて，次頁の演習課題について，自身の生活体験から得たものをもとに，なぜ？？ どうして？？ を，理論的に示された事項に立ち戻って考えてもらうことから始めます．

> **演習課題** コミュニケーション
>
> ①ベッドサイドでの最適なコミュニケーションの位置を調べてみよう．
>   ベッド上臥位やファーラー位の人に対して，いちばん話しやすいベッドまわりの場所はどこか探ってみよう．面接者が，立った場合と座った場合の比較もしてみよう．
> ②ベッド上臥位の人のパーソナルスペースを測ってみよう．
>   ベッド上臥位の人のパーソナルスペースを測ってみよう．ゆっくりと近づいて，「これ以上近づいてほしくないと認知される地点の集合」として，パーソナルスペースを測定してみよう．
> ③ベッド上臥位の人から健康上の悩みなどの相談を受ける場面を体験してみよう．
>   ベッド上臥位の人に対して，「あなたの健康の悩みは……」などの話題についてコミュニケーションを体験し，まわりの人にその効果について評価をしてもらおう．

　この演習では，課題を実施するために必要な事項の解説のみにとどめ，学生たちの生活体験と，これまでに学んだ知識のみで，課題に取り組んでもらいます．教員は，学生たちが演習している過程を見届けながら，演習後の理論の講義につながるような教育的な介入を必要に応じてします．今回は，学生たちの演習体験，および，教員のかかわりなどについて紹介します．

4 場面と状況を設定したコミュニケーションの体験

(1) 最適なコミュニケーションの位置を探す

　コミュニケーションを専門技術として使用するには，普段の生活ではあまり意識したことのない援助の基本について，理論を通して認知し，場面や状況，および対象にあわせた技術として意図的に展開できるようになることが目標です．そのため，ここでの演習課題として3つの場面を設定しました．1つ目は，「ベッドサイドでの最適なコミュニケーションの位置を探す」です．この課題は，ベッド上で療養生活をしている人と会話する場面です．学生たちはまず，演習課題の指示に従って，ベッド上で臥位やファーラー位になる順番を決め，実際に体験しながら最適な会話場面を模索していきます．その際，どの場所で会話をするのがよいのか，どんな姿勢が話しやすいのか，ベッド上の人も同じ感じ方をするのかなど，場面を構成している多様で複雑な変数の存在に気づきます(図2-9)．同時に，課題を意識しながら探ることで，学生の認知が研ぎ澄まされ，これまでの生活体験で意識したこともなかったよい点，悪い点などに気づくことができます．このような「気づき」は，理論を実践に活かすために，とても大事なキッカケとなります．

　演習課題の終了後，指導者は各グループの実施内容を交えながら，コミュニケーション技術を展開するために必要な理論的側面の一部を紹介します．学生たちは，主体的に取り組んだ課題の内容と，講義で学んだ理論の知識を織り交ぜて，レポートと

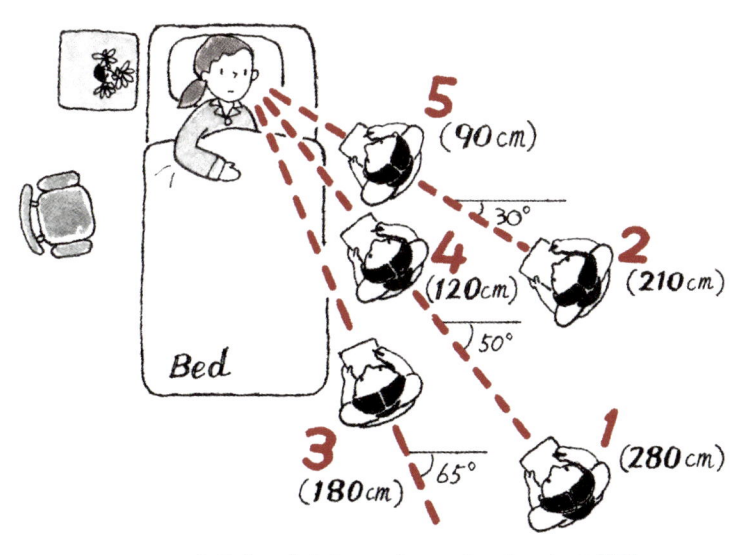

図2-9　ベッド上仰臥位の患者とのコミュニケーションの位置

してまとめます．演習のレポートには，課題の実施方法や，その過程のなかで感じたこと，理論の講義で気づかされたことなどの内容がまとめられます．この際，レポートが単なる感想文や観念的な議論に陥らないように，演習の際に課題を達成するために創意工夫をしたことについて，具体的な解説を加えると同時に，可能な限りデータを見える形(可視化して示す努力)で残すように求めます．

　多くの学生たちは，自分たちの体験を見える形にする方法として，準備室から巻尺や角度計を探し出し，グループが設定した場面ごとの対人距離や空間距離や角度などを測り，よい場所や，悪い場所の基準を「数値」として残します．このような実証データを得ることで理論を実践技術で使用するための訓練となるのです．レポートを書くにあたっては，文献との比較検討を義務づけます．この課題においては予想どおり，社会科学者のエドワード・ホールが提唱した近接理論(プロクセミクス理論)を多くの学生が探しあててきます．現在では，情報インフラの急速な整備によって，文献のデータベース化や検索システムが向上し，インターネット環境さえあれば，誰でもどこでも，学問領域を越えた広い学術情報を手に入れることができます．このような，学問のジャンルを越えた探索行動の営み自体が，その後の看護専門技術での学習に向けた重要なキーとなります．

　図2-10は，近接理論で述べられている人間同士の社会的な距離として紹介された「密接距離」「個体距離」「社会距離」の3つの距離を分類したものです．「看護援助論」などの理論を学ぶ講義科目で学ぶであろう看護理論家の1人であるジョイス・トラベルビー(Joyce Travelbee)の人間関係論との比較を通して，独自に描いた学生も出てくるでしょう．このようなレポートは，かなりよい評価を与えるとともに，見本例として次回の演習前に時間を費やしてほかの学生たちの前で公表します．ちなみに，手近な文献検索に慣れてもらうために，学生たちに積極的に使用するように紹介してい

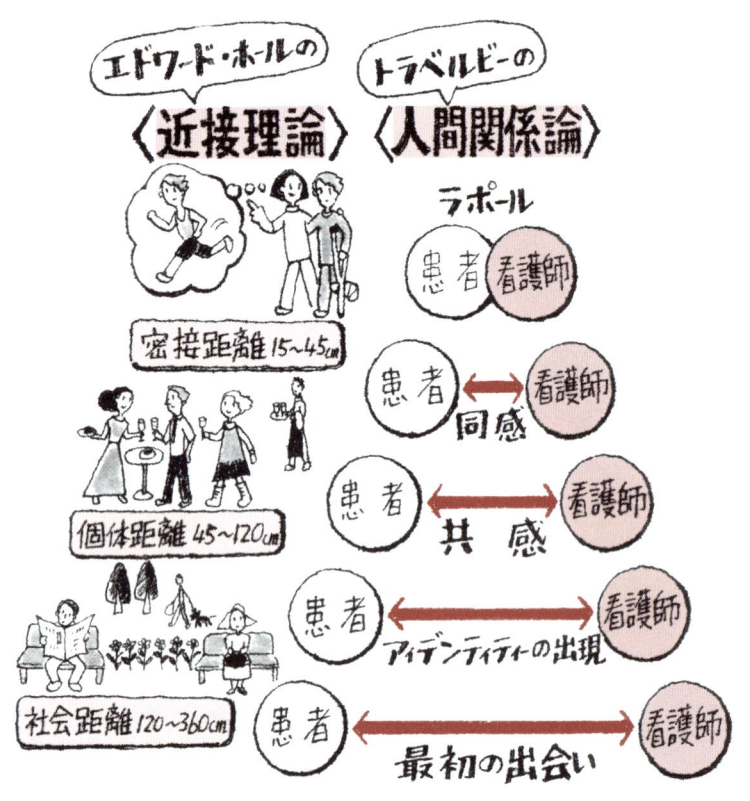

図 2-10　近接理論と人間関係形成モデルとの比較

るデータベースは，国立情報学研究所が管理・運営する「GeNii（ジーニイ）学術コンテンツ・ポータル http://ge.nii.ac.jp/genii/jsp/index.jsp」です．このデータベースは，学問の領域にとらわれずに，論文，本，雑誌，科学研究費補助金データなどが検索できるために，科学論文全体のなかから，最新の研究課題や報告書がカバーできます．また「学術機関リポジトリポータル」により，教育研究成果を検索することも可能です．

(2) ベッド上臥位の人のパーソナルスペースを測る

　演習課題①（30頁）が対人距離・空間角度の影響を学んだのに対して，演習課題②では，パーソナルスペースという，見えない空間の存在を，何とか見える形に表現する方法を体験します．パーソナルスペースとは，人間が社会生活のなかで固有にもつ自分だけの空間領域で，人間のまわりに泡のように形成される領域のことです．この領域は，場面や状況などの社会生活に潜むさまざまな要因によって大きくなったり小さくなったりします．

　このような「かくれた次元」の存在を，近年，建築心理学領域において近似的に見ることが可能な実験手法が研究として使用されています．「ストップ・ディスタンス法」と呼ばれる手法です．この方法は，図 2-11 に示すように，臥床している人にゆっくりと近づいて，臥床している人が「これ以上近づいてほしくない」と認知される地点の

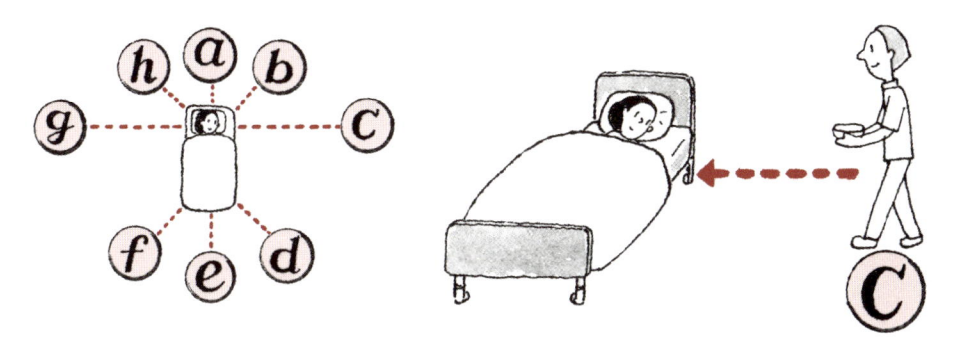

図2-11　ストップ・ディスタンス法

集合体を，パーソナルスペースに近似させて認識する手法です．

　このような測定手法により，建築空間の目的の違いによってパーソナルスペースの大きさが変化することなどが，基礎研究によりわかってきました．この課題に対する学生のレポートを紹介すると，学生たちはまずはパーソナルスペースの定義が誰によってなされたかについて探し出します．答えは社会学者のロバート・ソマー（Robert Sommer）です．この定義が解説されている書籍が，『人間の空間』（鹿島出版会）です．これを参考文献として，自分たちが体験した演習の実測データや，その直後に紹介されたコミュニケーション理論とも比較しながら，とくに，ベッド上で医療・看護行為を受けながら生活の場としている人たちの特殊性について考察する学生が多く見受けられます．これらのレポートを見ると，教育する側としては「シメシメ」という気持ちになり，自我自賛に浸ってしまうものです．もちろんですが，これらについても優秀なレポートとして学生たちの前で紹介します．これによって，具体的な看護実践の背景となる知識として，看護援助につながる重要な根拠となることが教示できるのです．未来に看護界で活躍する学生たちには，これらの情報収集技術を実感してもらうための重要なきっかけともなるのです．

(3) ベッド上で臥位姿勢をとっている人から話を聞く

　演習課題③では，ベッド上臥位の人に対して，「あなたの健康についてお聞きします」などと，健康についての話題を中心に，これまでの生活経験をもとに，5分ほどのコミュニケーションを試みてもらいます．1グループが5人だとすると，残りの3人が評価者となって，行われるコミュニケーションの在り方について，その是非を評価してもらいます．実際に行ってみてわかることは，今回のように「健康に対する質問」のような漠然としたテーマが与えられた場合，コミュニケーションを展開することが難しいということを身をもって感じます．現代の学生は，1つの話題についてじっくりとコミュニケーションをとる体験が少ないせいなのか，沈黙の時間が長く，場がしらけてしまう場合が多いようです．学生たちは，このようなコミュニケーションによって，看護援助に役に立つ情報を手に入れることの難しさを実感します．

　そのためのヒントとして，表2-2のようなチェック項目が達成できたかについて

表2-2 コミュニケーション評価のためのチェック項目

効果的	非効果的
静かに話しかける	意見をする
注意深く聞く	間違った安心を導く
受け入れられるように努める	防衛的にしてしまう
関心のある質問をする	是非をはっきりさせる
わかりやすく伝える	なぜ？を連発する
話は明快にする	よくない方向への変化
話す内容に焦点を当てる	コミュニケーションしにくい状況
観察しながら進める	
正確な情報を提供する	
話は簡潔にする	
独りよがりにならない	
効果的な励ましにつなげる	

(Potter PA, Perry AG：Basic nursing；Essentials for practice. p.211, St. Louis, Mosby Elsevier, 2007. を筆者改変)

学生の評価を見ると，ほとんどが「非効果的」な評価が多く，「効果的」評価についてはほとんどなされていないことに気づきます．学生たちは，この体験から多くの反省材料を得ることができると同時に，看護実践でのコミュニケーションの難しさと，経験や知識を身につけることの重要性を実感することになるのです．

参考文献

1) 川口孝泰：ベッドまわりの環境学．医学書院，2002．
2) ジーン・ワトソン(著)，筒井真優美，飯村直子(訳)：ワトソン看護におけるケアリングの探究；手がかりとしての測定用具．日本看護協会出版会，2003．
3) ジョイス・トラベルビー(著)，長谷川浩，藤枝知子(訳)：人間対人間の看護．医学書院，1974．
4) エドワード・ホール(著)，日高敏隆，佐藤信行(訳)：かくれた次元．みすず書房，1970．
5) ロバート・ソマー(著)，亀山貞登(訳)：人間の空間―デザインの行動的研究．鹿島出版，1972．

3 ボディメカニクス

1 ボディメカニクス(body mechanics)とは

　ボディメカニクスとは，人間の身体構造（骨格，筋肉，神経，内臓など）や機能を力学的視点から捉えたよい姿勢や無理や無駄がない効率的な動作のことをいいます．看護学学習辞典では「人間の姿勢や動作時の骨格や筋肉の解剖学的位置関係や，内臓の働きの特性を捉え，その力学的相互関係から姿勢や動作をみる言葉」と定義されています．ボディメカニクスは，主に人間工学用語として用いられています．また，とくに看護学領域では効率のよい身体の使い方，身体の構え，あるいは作業姿勢を中心に研究されています．

　図2-12は，ボディメカニクスを考える際，必要となる4つの要素を整理したものです．1つ目は動作や作業姿勢の「安定性」，2つ目は動作や作業姿勢の「効率性」，3つ目は「動作の経済性」，そして4つ目は，それらを行ううえでの「適切な作業域」です．看護援助におけるボディメカニクスでは，これらの要素に配慮しながら，援助者自らの身体的構造，機能，さらに対象の特性を十分に理解したうえで，根拠ある働きかけが求められます．その結果，援助する側（看護師），援助される側（患者）双方において，安全，安楽を保持することができるのです．

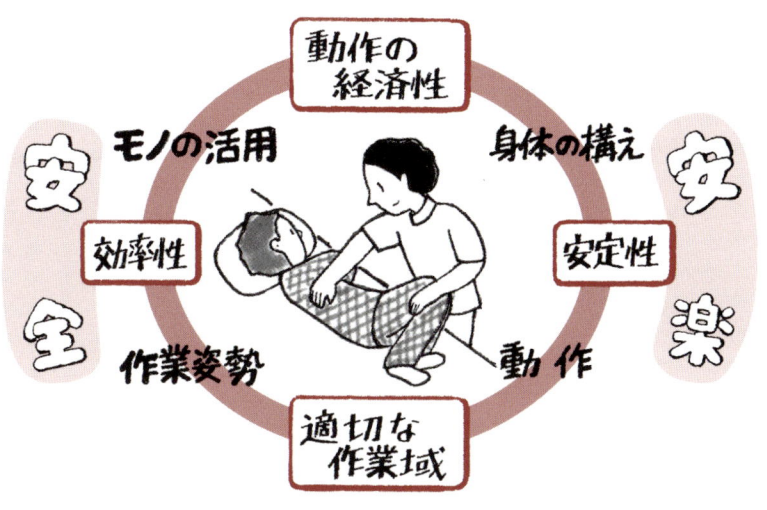

図2-12　ボディメカニクスに必要となる4つの要素

2 ボディメカニクスを保つための姿勢と動作

　よいボディメカニクスを保つためには，筋肉に過度の緊張や負担が少なく，正しい姿勢や動作が無理なくとられることが重要となります．ではよい姿勢，正しい姿勢とはどのようなものなのでしょうか．よい姿勢の基準は，①力学的に安定していること，②生理的に疲労しにくいこと，③医学的に健康であること，④心理学的に心地よいこと，⑤見た目に美しいこと，⑥作業からみて能率がよいこと，といわれています．

　解剖学的視点からみたよい姿勢とは，①筋肉が適切に使われるために骨格あるいは関節を保持する，②椎骨，関節突起間関節，椎間円板を保持している靱帯にかかる負担を最小限にする，③不自然な姿勢から椎骨への負担を予防するなどがいわれています．解剖学的にみると人間の脊柱が姿勢を保つうえで重要な役割を果たしています．二足歩行をする人間の脊柱は生理的彎曲があり，胸椎で後彎，腰椎で前方に彎曲しS字型をしています．脊柱をいかにS字型にすることを保持し，椎骨に加わる力を均等にするかが重要になります．さらに直立位の重心線は，脊柱に頭部が載る点から第5腰椎を通って，股関節の直後，膝関節の前面を経て足関節の前面を通っています（図2-13）．よい姿勢を保つためには，この重心線のバランスをとり，ずれを調節することが重要になります．重心が前方にずれた場合は下腿三頭筋，後方へずれた

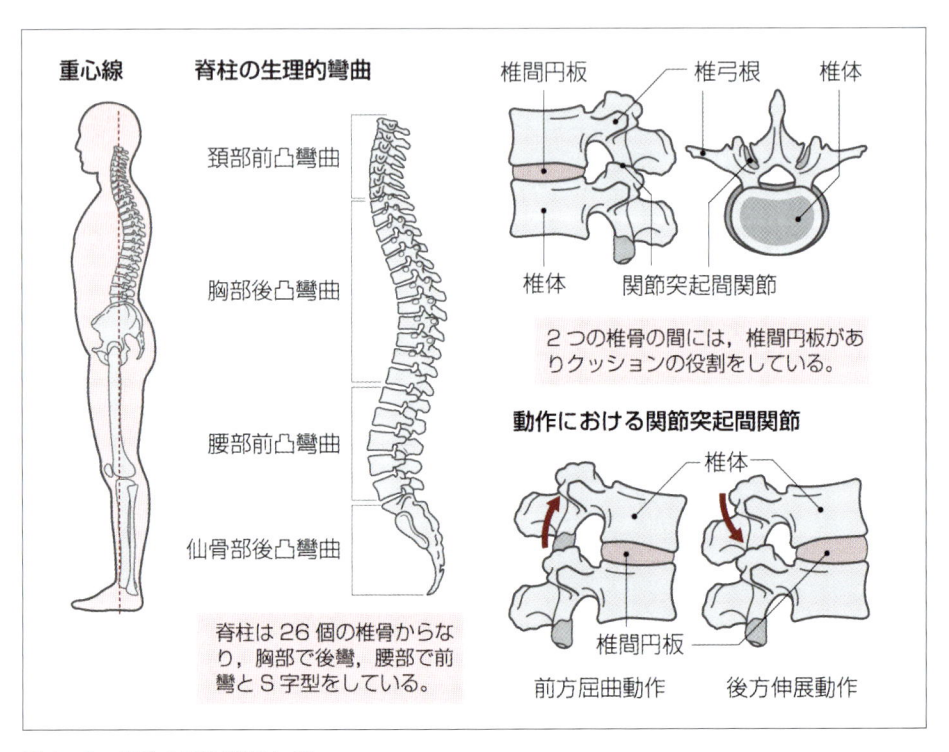

図2-13　脊柱の解剖学的知識
Steven R. Garfin : Use Good Body Mechanics to Help Keep Your Spine Safe　http://www.spineuniverse.com/displayarticle.php/article895.html　accessed 2009/8/1

場合は前脛骨筋が働いて調整をします．また背部では脊柱起立筋が働いています．しかしこれらのバランスが崩れる，持続して同一体位をとるなど，悪い姿勢が持続することによって脊柱起立筋に負担がかかり，脊柱障害を起こすことにつながるのです．

3 | 日常生活にみられる姿勢

人間は，生活のなかで，その目的に応じてさまざまな姿勢をとっています．図2-14は生活のなかでとる姿勢です．姿勢の基本は，①立位姿勢，②椅座位姿勢，③平

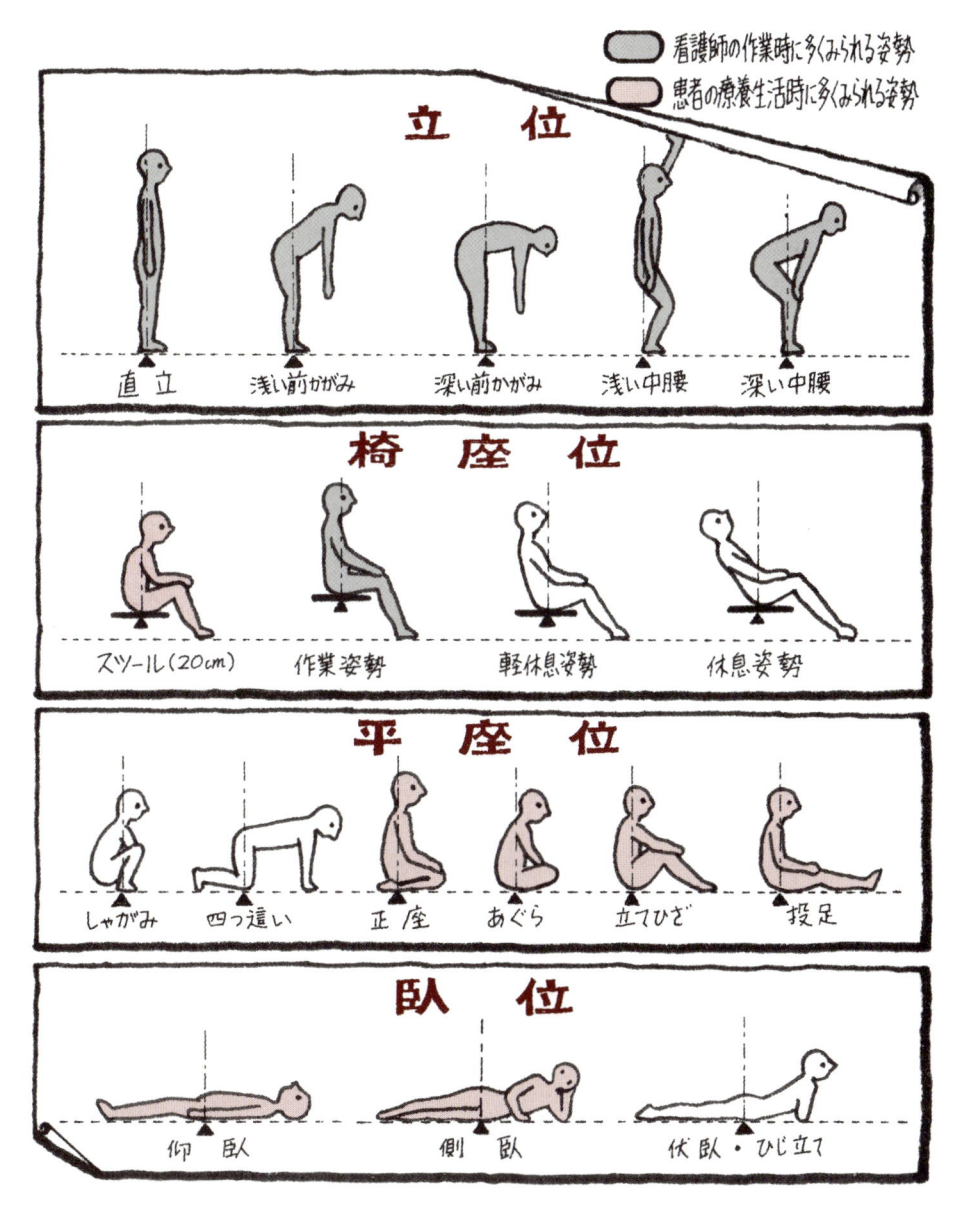

図2-14 生活のなかでとる姿勢
(小原二郎：人間工学からの発想―クオリティ・ライフの探求. p.65, 図2-6を筆者改変, 講談社, 1982)

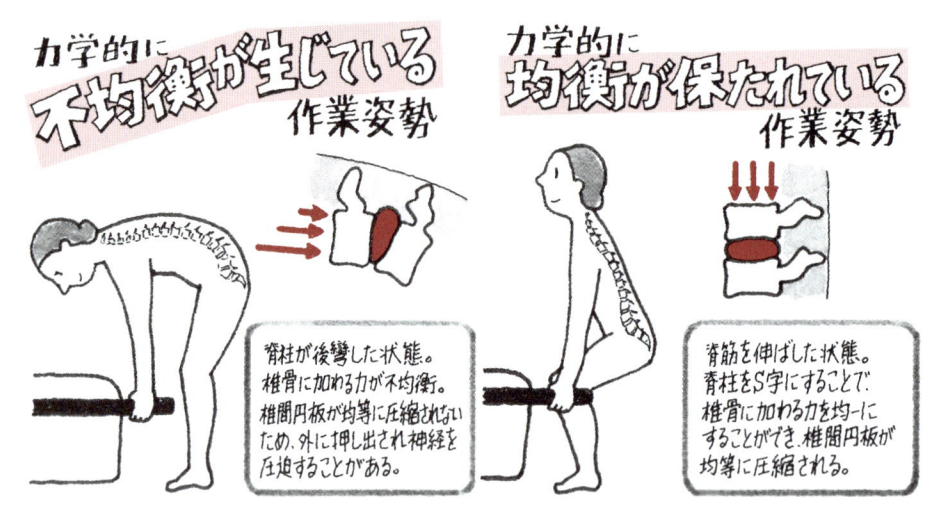

図2-15 姿勢と椎間への加重負荷

座位姿勢，④臥位姿勢の4つがあげられます．これが生活行為と結びついてさまざまな生活姿勢をつくることになります．これらは日本文化のなかで特徴的にみられるもの，あるいはその個人の居住空間のなかで特徴的にみられるもの，職業における作業のなかで特徴的にみられるものがあります．とくに日本従来の和室や畳の使用などによる住空間，文化的背景のなかでみられるものには，平座位姿勢の正座，あぐら，立て膝，投げ足などがあります．患者の療養生活でよくみられる姿勢には，仰臥位，側臥位があります．一方職業における作業姿勢で，看護師が作業する際にみられるものには，ベッドサイドでのシーツ交換，車いすへの移動の援助，血圧や脈拍測定などにみられる立位姿勢（前屈姿勢，中腰姿勢）があります．図2-15は姿勢と腰椎の関係を表したものです．これらをみると，とくに前屈姿勢や中腰姿勢などは，腰椎にかなりの負担がかかります．このような姿勢は脊柱障害，腰痛の原因につながるといえます．

4 力学的基盤と看護作業

ボディメカニクスは，人間工学用語で身体力学と訳されているように，力学の諸原理と深く関係しています．これらの力学的基盤を理解しておくことは，根拠に基づいた看護援助を実施するうえで重要です．

表2-3は，ボディメカニクスを考える際の力学的基盤です．力学(mechanics)は，力と運動の関係を論じる物理学の一分野とされています．看護師が用いるボディメカニクス技術のなかで，とくに静力学は力がつりあった平衡状態を扱う場合で，関連項目としては力の方向と大きさ，力のモーメント，力のつりあいなどがあげられます．

看護作業におけるボディメカニクスの活用には，運動の法則，安定性，てこの原理，摩擦の4つがあげられます（図2-16）．ここでは，看護作業のなかでも遭遇しやすい例を紹介します．

表2-3 ボディメカニクスを考える際の力学的基盤

分類		関連する事項
力学 (mechanics)	運動学 (kinematics)	●運動，加速，変化の度合い
	運動力学 (kinetics) 静力学 (statics)	●力の方向と大きさ ・スカラーとベクトル ・力ベクトル（外力，内力，伸張力，圧縮力，圧力，摩擦力など） ●力のモーメント ・モーメントとトルク ●力のつりあい
	運動力学 (kinetics) 動力学 (dynamics)	●運動法則 ●加速度運動 ●重力 ●摩擦，粘性

（齋藤 宏，矢谷令子，丸山仁司：姿勢と動作，第3版．p.5，表3，メヂカルフレンド社，2010を筆者改変）

A 作用・反作用の利用

ベッドを前に押すほど反対方向の力を得て，移動動作を楽にする。

B 安定性の利用

片足を前に出す
両足を広げる

基底面の面積を広くすることで，身体の安定性を増すことができる。

C てこの原理とトルクの利用

垂直に近い角度に立てた場合

膝を高く立てるほど回転力（トルク）が大きくなる。

力点（膝までの高さ）
固定点

トルクの大きさ＝L（膝までの高さ）×F（加えた力）

D 摩擦を考慮したうえでの利用

接触面積(小)

$F = \mu$（摩擦係数）・R（接触面からの抗力）

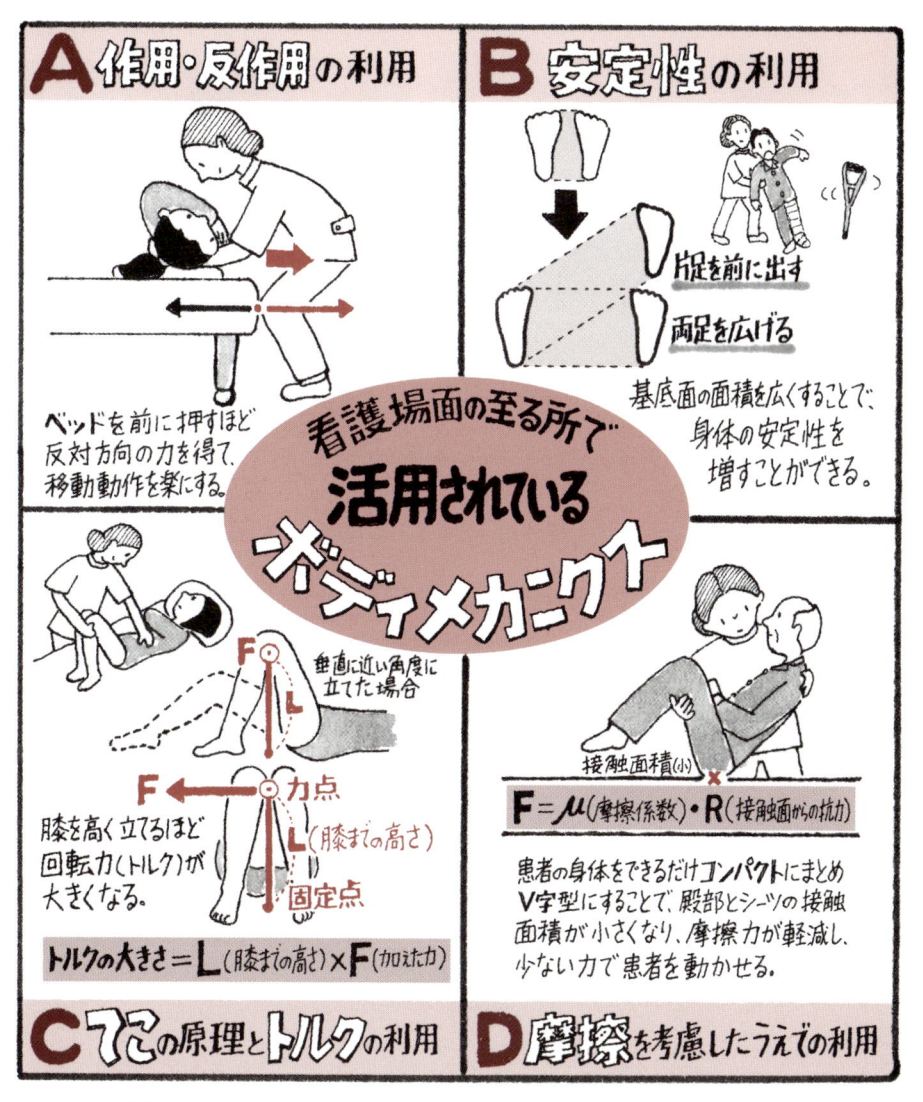

患者の身体をできるだけコンパクトにまとめV字型にすることで，殿部とシーツの接触面積が小さくなり，摩擦力が軽減し，少ない力で患者を動かせる。

看護場面の至る所で**活用されている ボディメカニクス**

図2-16 看護作業とボディメカニクス

(1) 運動の法則の利用

看護作業において運動の法則のなかでも，とくに作用・反作用の法則をしばしば利用しています．例えば患者をベッド中央からベッド端に手前に引き寄せる場面では，ベッドサイドのサイドバンパーに看護師の膝を固定することで，逆方向の力を得ることができ，手前への移動動作にかかる力を軽減させている．

(2) 安定性の利用

看護師が作業姿勢を保つ安定性の条件には，①重心が低いこと，②支持基定面の面積が広いこと，③重心線が支持基底面の内を通ることがあげられます．人体の重心は骨盤内に位置するので，作業姿勢では膝関節を軽く曲げ，殿部を低く保つことが重要です．また作業する場合は，両足を左右，あるいは前後に 30 〜 40 cm 開くことで支持基定面を広くして，安定性を高めることにつながります．また看護師が安定性を確保して作業する際には，十分な広さを確保すること，自らの身長にあった作業しやすい高さに調整することが重要です．

(3) てこの原理とトルクの利用

看護師の作業場面でよく用いられているものに**てこの原理**があり，これは体位変換などでよくみられます．例えば，仰臥位から側臥位へ体位変換を行う際，患者の両腕を胸で交差し，手は肩の位置に置き，患者の膝を垂直に立てるようします．膝頭を手前に倒すと，患者は容易に側臥位に体位変換ができます．この体位変換におけるポイントは，患者を小さくまとめ膝の回転によりトルクをうまく利用することです．トルクは，以下の式に表されます．

トルクの大きさ = L(膝までの高さ) × F(加えた力)

膝までの高さとは，てこの原理でいう固定点(支点)，力点(作用点)を結ぶ線を指します．垂直に近い角度に脚を立てることで，膝までの高さが長くなり，トルクを大きくして回転の力を増すことができるからです．それにより小さな力で大きな力を得ることができます．

(4) 摩擦の利用

マットレスに座っている患者を後方へずらしたり，車いすから落ちそうになっている患者を後方へ移動し座位姿勢を整える場面があります．このとき，働くのが摩擦力です．一般的に摩擦力は以下の式で表されます．

F(摩擦力) = μ(摩擦係数)・R(接触面からの抗力)　(抗力は患者の体重)

摩擦係数は，患者の寝衣とシーツの間に生じるものですが，素材によって摩擦力は異なります．例えばバスタオルのような素材では摩擦力が大きく働き，反対にナイロ

ンシートなどでは摩擦力は小さいため，患者をスムーズに動かすことができます．またイージースライダーのような器具を使用することで摩擦力が軽減し，看護師の負担を減らすことができます．一方でこのような摩擦力が働く援助を行う場合，摩擦力のほかに身体局部に圧縮力やせん断力が加わり，褥瘡の発生に影響を及ぼすことがあるので，注意が必要です．

　ここまで，ボディメカニクスを看護援助技術として展開していくための基礎となる理論について紹介しました．ただ，これらの理論は，あくまでもわかりやすく整理するために要素化，モデル化したもので，実際には複雑な現実の技術提供場面に応用できることが必要となります．日常的に行われている援助技術を力学的な根拠，基本的な原理を使って分析，検証していくことで，対象にとってより安全で安楽を保持し，確実な技術への応用が可能となるでしょう．

演習課題　ボディメカニクス

① 自らの生活姿勢の特徴について話しあってみよう．
　・自らの生活を振り返り，どのような姿勢をとっているかスケッチしてみよう．
② ベッド上に臥床し，側臥位になってみよう．介助がある場合とない場合で比較してみよう．
　・ベッド上仰臥位から車いすに移ってみよう．
　・学生同士で看護師役，患者役になって，体験してみよう．その際，介助がないときは身体がどのように動いていくのか，介助があるときはどのようなことが気になるかを考察してみよう．
　・安静時と移動時の体位変換でどのようなボディメカニクスが使われるか考察してみよう．

　今回は2つの演習課題を提示します．1つは，日常生活における自らの生活姿勢です．日常ではあまり意識したことのない自らの生活姿勢について，どのような場所・空間でどのような道具や用具を用いてどのような姿勢をとっているのか視覚的にスケッチして観察してもらいます．もう1つは，学生同士で看護師役，患者役を通して「安静時」「移動時」の2つの場面における体位変換の方法について考えます．

5 ｜ 自分の日常生活を観察する

演習課題1：1日の生活を通して自らの生活姿勢の特徴を把握する

　Aさんは，起床してから大学での生活姿勢，家での生活姿勢に着目しまとめています（図2-17）．Aさんは授業での姿勢や自宅で勉強するときの座位姿勢の割合が多いことに気づきます．このような姿勢を多くとってしまうことでどのような弊害があるかについて学生同士でディスカッションするとともに，その対応策を検討しました．座位姿勢を多くとることで，首，背中，腰が痛くなるので，なるべく背筋を伸ば

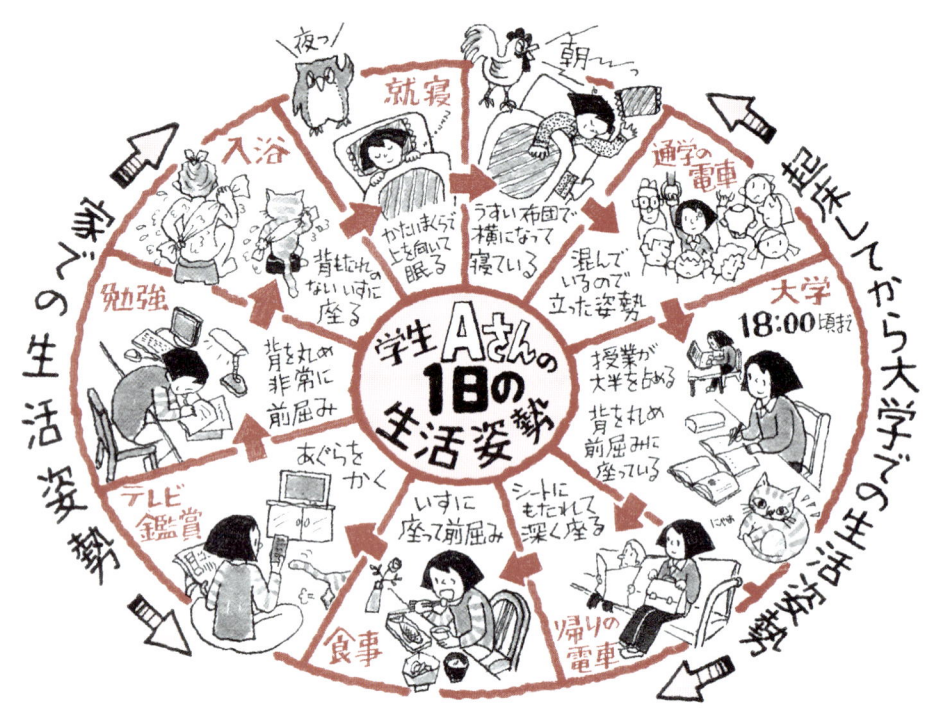

図2-17 1日の生活姿勢

して座ることを心がけたり，負担がかかっている部位のストレッチなどを取り入れる工夫の必要性をまとめました．このような結果は，座学中心の学生たちに共通にみられるものです．

　このように，日常での生活姿勢の特徴を可視化することで，身体の構造の理解や，問題となる姿勢の改善策につながる大事なきっかけとなります．

6　ボディメカニクスの観点から体位変換の方法を考える

　演習課題2：ボディメカニクスをふまえ，体位変換の方法を看護援助につなげる
　その1）安静時の体位変換：仰臥位から側臥位になる（介助なし，介助あり）
　第1の設定場面は安静時における「仰臥位から側臥位」への体位変換です．ここでは看護師の「介助なし」の場合と，「介助あり」の場合の両方を学生が体験することで，身体の各部分がどのような動きをしながら，側臥位になるのかを実際に体感してもらうことをねらいとしました．
　日常の生活において学生たちは，とくに意識することなく生理的な欲求に任せて自然にさまざまな体位をとっています．そこで演習では，まず自分がどのように側臥位になっているのかを行ってもらうことから始めます．その結果として「自分では知らない間に肩と足をうまく使って横になっていた」「側臥位になる反対側の殿部をうまくずらして，"く"の字になったら，自然に横になっていた」など，体験を通してさま

ざまな気づきをします．

　次に側臥位になったときの「**体位の安定性**」の工夫などについて話しあわれます．例えば，足が揃っているほうが安定する，足は互い違いに広げる方が安定する，側臥位で上になったほうの上肢は，身体に沿って置きたい，身体の前に置いたほうが安定するなど，自分自身がどのような姿勢を好んでいるのか，そのときの手や足の位置や体幹との位置関係が心地よさとどのようにつながっているのかを「**体位の安楽性**」についての工夫も検討されました．自分たちの演習体験を通して，文献に紹介されている技術の方法論を引用し，そのエビデンスについてレポートする学生が多くいます．

　次に，「介助あり」の場面について体験します．「介助あり」では，看護師役割の学生は，患者役割の学生に対して仰臥位から側臥位への体位変換の援助を実施します．このとき，教員は手取り足取り教授することはせず，あくまでも学生の体験を重視させた，見守りの姿勢でかかわるように努めます．学生は動かない患者役の学生の身体をぎこちなく触り，試行錯誤を繰り返しながら体位変換を行います．その後，教員が看護師役となり，患者役の学生に対して体位変換のデモンストレーションを行うなどの教育的介入をします．デモンストレーションの後，患者役の学生には教員と学生の援助では何が異なったのか，そのときの率直な感想を述べてもらいます．このような介入によって，「ボディメカニクスに基づいた援助」を受けたときとそうでないときの患者役割としての感じ方の差異を実感することとなります．

その 2）移動時の体位変換「ベッド上仰臥位から車いすに移乗する」

　第 2 の設定場面は「ベッド上仰臥位の人を車いすに移乗する」です．学生には「仰臥位から端座位」「端座位から車いすへの移動」の 2 つに分けてどのような動きをすることが患者，看護師の双方にとって安全，安楽を保持できるか，ボディメカニクスに基づいた具体的な工夫を考えてもらいます．

　「仰臥位から端座位」の体位変換では，対象者の上半身をどのように起こしていくかが課題となります．学生は，教科書に書いてある起こし方と自分たちがよいと考える方法を実施して，〈援助する側〉〈される側〉がどのように感じるかを比較していきます．学生のなかには普通に背部に手を当てて起こした場合は，患者役の学生を重く感じたのに対して，弧を描きながら上半身を起こしたときは意外と身体が軽く，少しの力で起き上がることができたとレポートに記述する学生もいます．演習を通して，ボディメカニクスの原理の重要性をより実感し援助への取り入れ方を考察していきます（図 2-18）．

　「端座位から車いすへの移動」では，移乗という行為が負荷され，より安全が確保できる体位変換を行うために，配慮していかなければならないいくつかの問題に気づいていきます．1 つ目は対象者との距離のとり方，重心移動の活用です．対象との距離のとり方，接近の仕方が〈援助される側〉に与える安心感に違いが生じたと，多くの学生が述べています．初めは互いの遠慮から距離が離れていることで安定した重心を確保できにくい状況であったのが，何度も繰り返し行うことで対象者と一体になり，ま

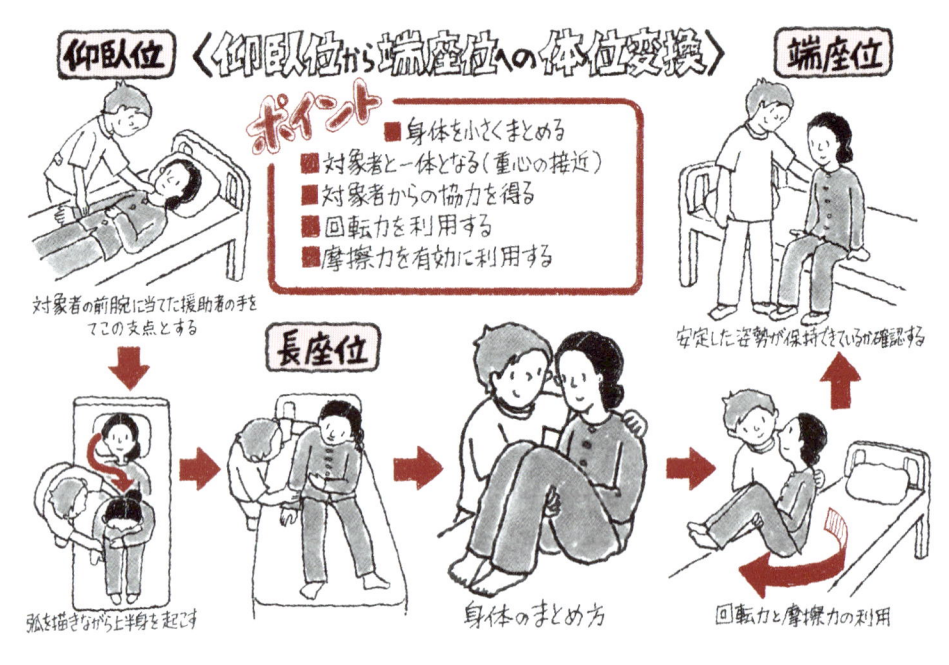

図 2-18　移動時の安定性・安全性(1)

た重心が十分に確保でき，双方が安心して車いすに移動できるようになったとの気づきが紹介されていました．

　重心移動の活用では，移動する方向に〈援助する側〉足先が向いていることが重要で，どの方向に体重を移動させていくかを明確に認識していないと，〈援助される側〉は安心感がもてないことも体感することにつながっていきます．そのほか，ベッドと車いすの高さや，対象者と援助者との身長の違いなど異なる条件によって特徴的に変化する安心感の違いなど，援助を行ううえで配慮すべき視点を列挙し，これらをどのように工夫することが対象者の安心感につながるのかを検証から得られた結果と文献を通して考察しています（図 2-19）．

　2つ目は対象者に対する声のかけ方です．〈援助する側〉は，安全に移乗することで頭がいっぱいで，コミュニケーションがおろそかになってしまいます．そのことが反対に〈援助される側〉にとっては「無言でされることで，不安になり，怖くなる」などの気づきがあります．また，体位変換や移乗を安全に行うためには，対象者への声かけが重要であり，それが対象者の安心につながることを実感します．さらに対象者への力をどのように引き出していくのか，協力を得るための声かけのタイミング，対象者に生じやすい移動への不安をできるだけ軽減するための声かけの工夫なども，今後援助していくうえでの重要な気づきとして述べています．

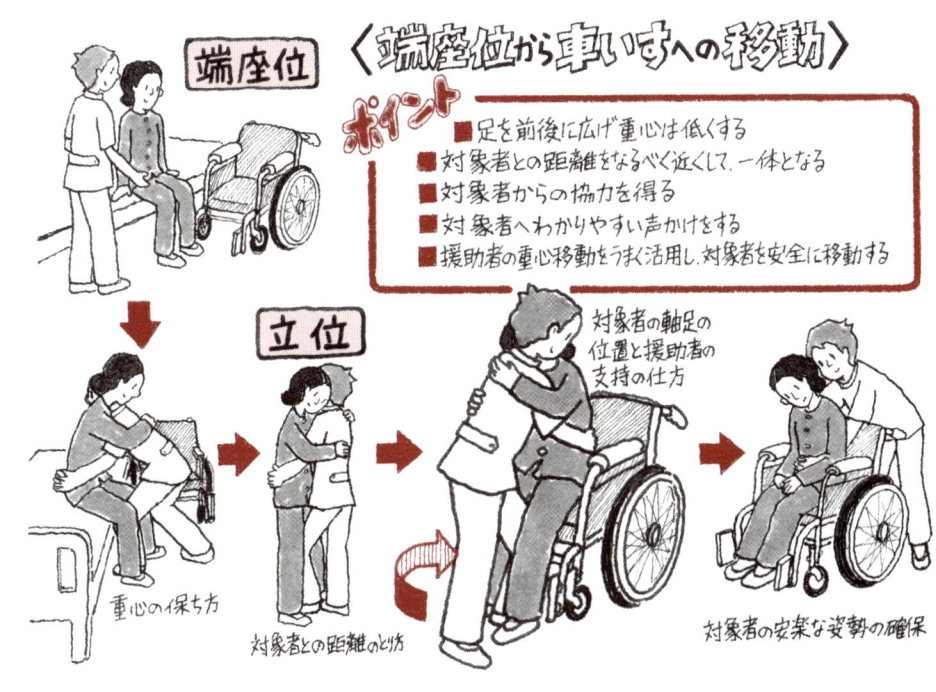

図 2-19　移動時の安定性・安全性(2)

7 ｜ 失敗体験からみえてきたこと

　　「介助される側」「介助する側」の体験から，学生たちは対象者に対する声のかけ方が重要であることに気づき始めます．〈援助する側〉は，安全に移乗することで頭がいっぱいで，コミュニケーションがおろそかになってしまいます．そのことが反対に〈援助される側〉にとっては「無言でされることで，不安になり，怖くなる」ことなどの気づきにつながってきます．対象者への体位変換や移乗を安全に行うためには，声かけが重要であり，それが対象者の安心につながることを実感します．また対象者の力をどのように引き出していくのか，協力を得るための声かけのタイミング，対象者が生じやすい移動への不安をできるだけ軽減するための声かけの工夫なども，今後援助していくうえでの重要な気づき(図 2-20)として述べています．

　　学生は援助を通して，対象者に対するボディメカニクスの原理に基づいた援助の方法だけでなく，対象者と車いすの位置，また援助する際のベッドの高さの適切さが援助の善し悪し，対象者に与える安全，安楽にも影響を及ぼすことまで認識が広がっていきます．これらの条件が揃わないと対象者は，安心して援助者に身体をまかせられないとも述べており，安全，安楽を保持することが，安心につながっていくことを結論づけています．

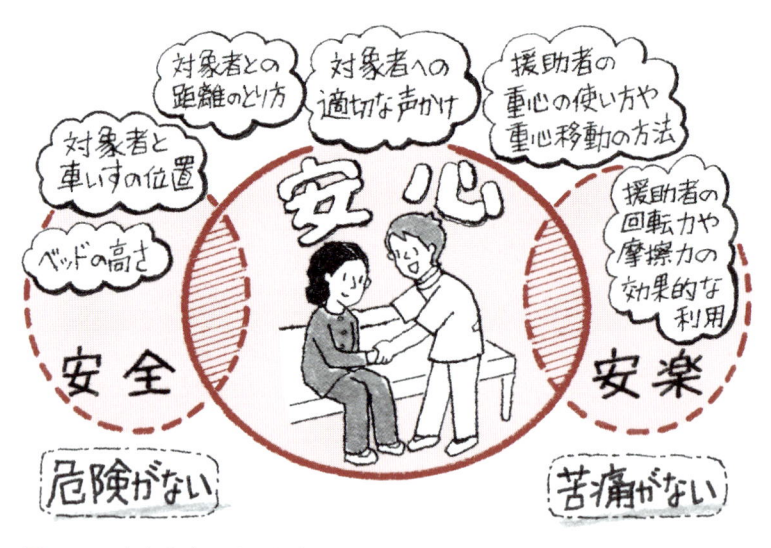

図2-20 安心を生む共同作業

参考文献

1) 相川直樹, 大橋優美子, 菅原スミ, 他：看護学学習辞典, 第3版. p.1128, 学習研究社, 2008.
2) Steven R. Garfin : Use Good Body Mechanics to Help Keep Your Spine Safe http://www.spineuniverse.com/displayarticle.php/article895.html　accessed 2009/8/1
3) 齋藤宏, 矢谷令子, 丸山仁司：姿勢と動作, 第3版. メヂカルフレンド社, 2010.
4) 小原二郎：人間工学からの発想―クオリティライフの探求. 講談社, 1982.
5) 平田雅子：NEWベッドサイドを科学する―看護に生かす物理学. 学習研究社, 2000.

コラム | column

学生の体験からエビデンスを引き出す

　演習は学生が自らの体験を通して，さまざまな学びを統合していく過程をたどります．課題レポートをまとめる際には，体験を文献と対話させることが教育の効果として重要となります．学生は体験を通して，「観察する力」，それを「体感する力」，それらを「表現する力」，感じただけではなく，疑問をもったりそれらをほかの文献と比較したり批判的にみること，すなわち「clitical thinking」の力の基本を学ぶのです．

　教員は，学生の小さな気づきをいかに引き出していくかが重要となります．そのためにはレポートの内容のなかで，学生の気づきについては肯定的なフィードバック，例えばその箇所に波線を引いたり，「good」などの判子を押すようにしています．そのことがきっかけとなり，学生が自信をもったり，次々とアイデアを考えついたりすることにつながり，演習を重ねるごとにレポートの内容に飛躍的な変化を遂げている学生もいます．また援助をする側，援助をされる側の体験は，自分がされて嫌だったこと，反対によかったことをお互いに指摘しあうことで，実際に援助を行ううえでも相手への配慮が考えられるようになります．

4 倫理

1 看護援助における倫理

　「倫理」は，対象の主体的な意思を尊重し，自己決定を支えるための看護実践において重要な概念です．国語辞典では，倫理は「人として守り行うべき道．善悪・正邪の判断において普遍的な基準となるもの．道徳．モラル」（大辞泉）と定義されています．

　看護倫理とは，看護専門職としての責任・責務を遂行するための「道徳的判断」の基準となるものであり，看護実践および看護学にかかわるすべての者の基本的な責任・役割の基準であるといえます．

　看護師の倫理に関する国際的な綱領は，1953年に国際看護師協会（ICN）によって採択されました．また，このICNの綱領をもとに，わが国でも2003（平成15）年に日本看護協会から職業倫理としての「看護者の倫理綱領」が公表されました．日本看護協会によると，看護者の倫理綱領は，病院，地域，学校，教育・研究機関，行政機関など，あらゆる場で実践を行う看護者を対象とした行動指針であり，自己の実践を振り返る際の基盤を提供するものであること，また，看護の実践について専門職として引き受ける責任の範囲を，社会に対して明示するものであるとしています．

　その後，2004（平成16）年には同協会より「看護研究における倫理指針」が出されました．これにより，遅まきながら看護研究においても，倫理的配慮に関する共通認識がなされたということになります．また，2005（平成17）年4月に開始された「個人情報の保護に関する法律（個人情報保護法）」の全面施行により，医療現場においても患者のプライバシーの保護に関する認識がより一層高まることになり，法的にも倫理的にも，看護者には適切な判断と対応が求められるようになっています．

　これら一連の流れは，看護学生に対しても例外ではなく，初学の段階から倫理的な素養を身につけるための教育が必要とされています．

2 患者の権利と倫理原則

(1) 7つの患者の権利

　看護において「倫理」を考える際に，忘れてはならないのが「患者の権利」です．患者の権利については，日本国憲法における基本的人権に始まり，「患者の権利章典」「患者の権利の確立に関する宣言」「患者の諸権利を定める法律要綱案」など，さまざまな

角度から数多くのものが公表されています．また，医療機関では，病院の理念や方針と同様に患者の権利や義務が明文化されるようになってきました．ホームページなどを媒体として広く社会に情報を発信する施設も増えています．

　図2-21は，患者の権利法をつくる会が，「患者の諸権利を定める法律案要綱」に医療機関および医療従事者の義務などと共に示している「医療における基本権」です．「医療に対する参加権」とは，医療政策の立案から医療提供の現場に至るまで，あらゆる段階で医療に参加することのできる権利です．「知る権利と学習権」とは，対象が自らの状況を正しく理解して最善の選択をするために，必要なすべての医療情報を知り学習する権利です．「最善の医療を受ける権利」とは，経済的な負担能力にかかわりなく，その必要に応じて，最善の医療を受けることができる権利です．「安全な医療を受ける権利」とは，安全に医療を受けることができる権利です．「平等な医療を受ける権利」とは，人々の背景に関係なく，等しく最善の医療を受けることができる権利です．「医療における自己決定権」とは，十分な情報提供とわかりやすい説明を受け，自らが納得して自由意思に基づき医療を選択（同意あるいは拒否）できる権利です．「病気および障害による差別を受けない権利」とは，病気や障害を理由として差別されない権利です．

　看護場面においては，これら1つひとつの権利をふまえて，倫理的判断がなされるよう十分に認識しておくべきでしょう．

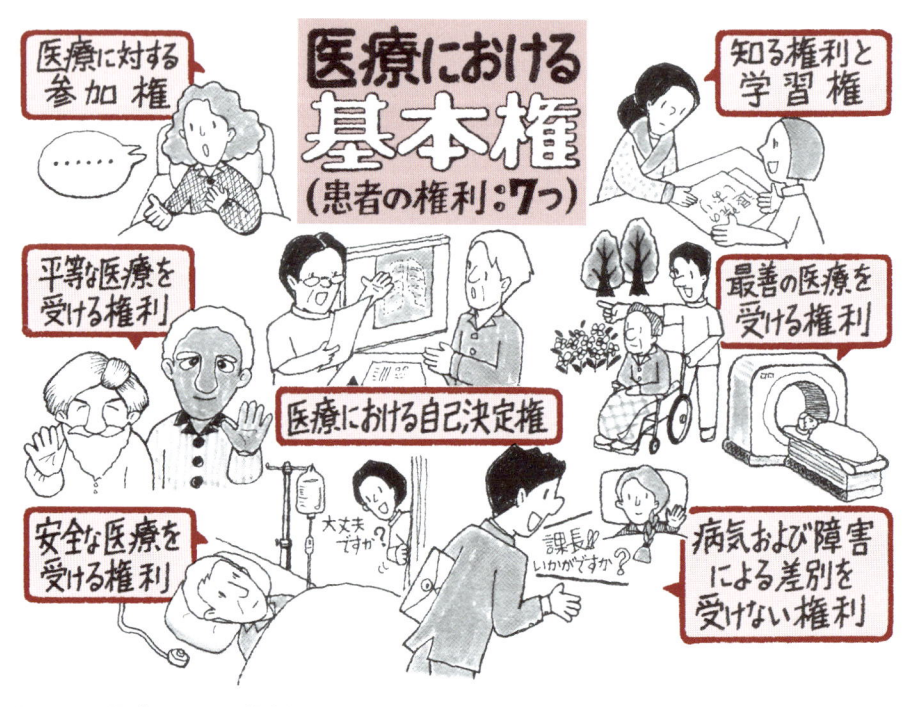

図2-21　医療における基本権

(2) 5つの倫理原則

　看護実践における倫理的諸問題を分析する際に，基本的な枠組みとして助けとなるのが，倫理原則です．図2-22に示すように，倫理原則は，「自律」「誠実」「善行」「正義」「忠誠」の5つに分類されます．

　「自律（autonomy）」とは，対象の価値観や信念をふまえて，その人の自己決定を尊重することです．ここでは，人間は自律した存在として扱われるべきであり，自律性が低下している場合には，保護されなければならないとされています．

　「誠実（veracity）」とは，相手に真実を告げる，嘘を言わない，他人をだまさない，といったことです．これは私たちが，子どもの頃に大人から躾として教えられた道徳の大原則であるともいえるでしょう．物事の判断基準となる情報として事実が告げられることは，対象の自己決定に不可欠であり，「誠実」は「自律」の原則と密接にかかわっています．

　「善行（beneficence）」とは，対象にとって有益となるよう，有害なリスクを減らすよう，働きかけることです．しかし，看護師が考える有益が，必ずしも患者（家族）が考える有益と一致しないこともあり，このような場合には倫理的なジレンマが顕在化することになります．

　「正義（justice）」とは，限られた資源を適正かつ公平に分配することです．ここで重要なことは，平等ではなく公平にという観点です．公平な資源の分配には，①利益

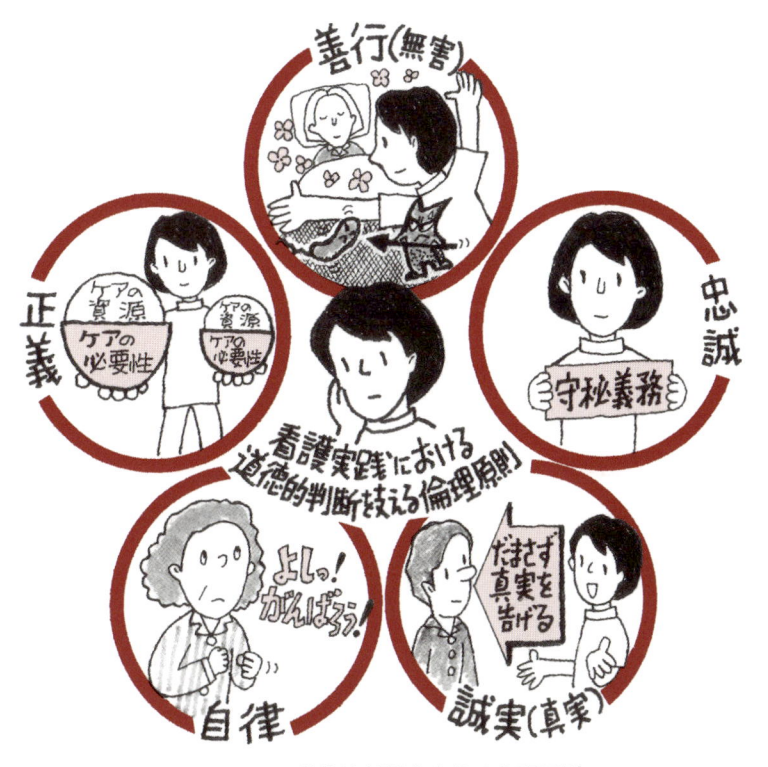

図2-22　看護実践における道徳的判断を支える倫理原則

を最大限にすることを強調する功利主義，②欲しいものが自由に取引可能とする自由主義，③結果の平等性を強調する平等主義，の3つがあり，これらが倫理的な対立に代替案を提供する際の枠組みになるともいわれています．

「忠誠(fidelity)」とは，約束や秘密を守ることです．これもまた「誠実」と同様に，人間が社会生活を営むうえでの道徳的規範であるといえます．また忠誠は保健師助産師看護師法に定められた守秘義務とも関連する重要な原則です．

これらの倫理原則の理解は，学生が看護実践における倫理的課題への応用力を身につけるための第一歩となります．

3 | 看護実践における倫理的概念

看護実践における倫理的概念として，アドボカシー(advocacy)，責務(accountability)，協同・協力(cooperation)，ケアリング(caring)，の4つが定義されています．そのなかでもとくに，アドボカシーは看護師の役割を代表する重要な概念です．アドボカシーとは，対象となる人の味方となり，その権利を擁護することです．そして，アドボケイト(advocate)とは，これらを実践する人，つまり擁護する人を指します．看護師は，患者および家族の擁護者かつ代弁者として，アドボケイトの役割を担うことになります．

患者本人や家族の意向が，倫理的意思決定の大前提であることはいうまでもありません．しかし，さまざまな職種がチームを組んで対象のケアにあたる医療の現場では，倫理的判断のプロセスにも，複数の医療職が参加することになります．個々の専門職の意見は必ずしも一致するとは限らず，異なる立場の価値観が対立しあい，複雑かつ難しい状況が生じることもあるでしょう．看護師は，医療にかかわるチームの1人ひとりが，それぞれに倫理的思考をもち，しっかりとした理論に基づいて検討し，かつ判断できるよう，調整する必要があります．このように看護師には，患者の代弁者としての立場と客観的に全体を見渡せる冷静さを併せもつことが求められるのです．

4 | 看護実践場面における倫理的ジレンマ

対象の価値観や信念をふまえた自己決定を尊重することで生じる倫理的なジレンマに，患者のQOLにまつわる「自律」と「善行」の対立があります．WHOにおいて，QOLは「人間が生活する文化や価値観のなかで，目標や期待，基準および関心にかかわる自分自身の人生の状況についての認識」と定義されています．QOLに対する認識は，多様かつ個別的であり，健康回復という共通のゴールを定めた患者−看護師間であっても，一致しないこともあるでしょう．さまざまな医療の現場において，患者の自己決定による決断が，必ずしも患者の利益に常につながるとは限りません．時には，双方の認識のずれから倫理的なせめぎあいが起こることもあります．

このような場合に，患者のQOLの保障を前提に議論されるのが，パターナリズム

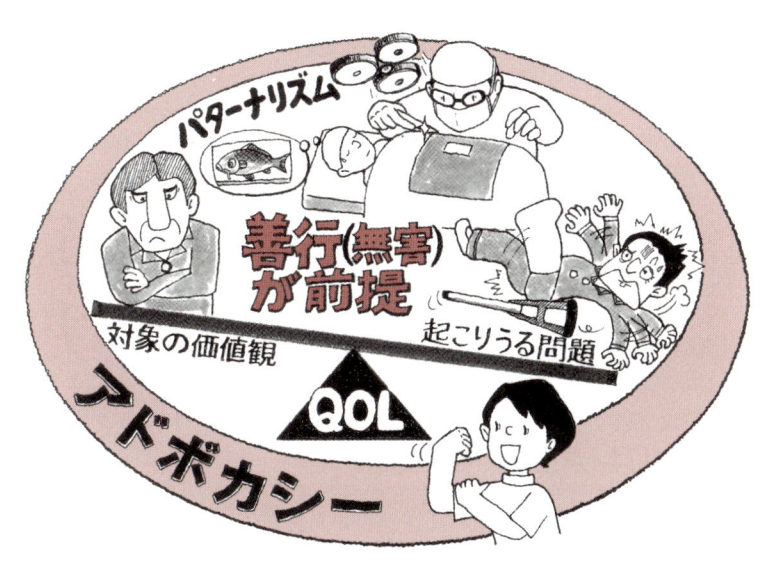

図2-23 対象者の価値観と起こりうる問題

(paternalism)です．パターナリズムとは，一般的には父権主義，温情主義ともいわれ，医療においては，本人の価値観や信念による選択，つまり「自律」を無視して，本人以外(医師や看護師などの医療専門職)がその裁量で選択・決定することをいいます．

しかし，ここで扱われるパターナリズムとは，「患者のためになる」ことを前提として，対象に害が起こるのを防ぎ，利益を提供すること，つまり「善行」を重んじるものです．図2-23に示すように，「対象の価値観」とそれを選択した場合に「起こりうる問題」を天秤にかけたとき，対象の価値観を軽んじても，起こりうる問題を防いだほうが対象の利益が大きいと判断された場合にのみ，このパターナリズムは道徳的に正当性があるとみなされます．看護師は，アドボケイトの役割を遂行しながらも時にはパターナリズムを選択せざるをえない状況に直面する可能性があることを理解しておかねばなりません．

嘘をつかない，ならびに真実を告げる「誠実」が，私たちの道徳的判断の基盤であることは先にも述べました．医療の現場でもインフォームド・コンセントが定着し，患者は皆「知る権利と学習権」をもっています．しかし，いまだなお「誠実」が担保されない状況もあります．例えば，癌患者への告知の問題などがその1つです．患者の権利のなかには，本人が不利益を被ることが予見できる状況下では，「真実を知らされない権利」があるという意見もあるようです．このようなケースでは，患者のみならず家族や周囲のキーパーソンの価値観や信念が大きくかかわるといえるでしょう．

以上のような理論は，実際には学生たちが体験した演習内容や，その後に提出された課題レポートの成果を受けて，演習のまとめとして解説することになります．倫理の演習課題では，学生には倫理的ジレンマが内在する事例について，グループワークを通して分析を行ってもらいました．学生は，話しあいのなかでどのようなことを感じ，どのような結論を導き出すのでしょうか．

> **演習課題** 倫理

事例(対象)の紹介：Aさん，70歳，女性

若い頃から病気もなく健康が自慢であった．半年前に，白内障で手術を受けたが経過は順調である．夫は2年前に病気で他界し，現在は独り暮らしである．子どもはなく親戚も近隣にはいない．3か月前に自宅の庭に迷い込んできた猫（ミーコ）が唯一の家族である．

Aさんは，激しい胸の痛みと息苦しさを訴えて救急搬送され，検査の結果，心筋梗塞と診断された．対応が早かったこともあり，治療の経過は順調であるが，「4～5日間のベッド上安静が必要」と医師から説明を受けている．入院2日目になり，胸の痛みもなく，すっかり元気になったAさんは，ベッド上安静の必要性をどうしても納得できない様子である．新人ナースで受けもちの私が訪室すると……．

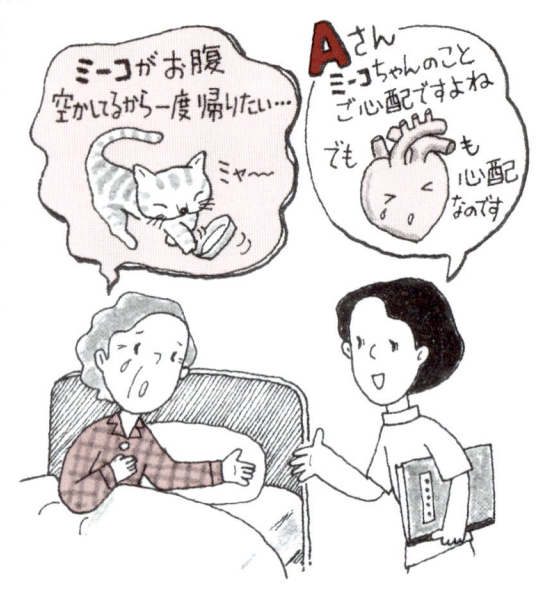

Aさん：「ミーコ（猫）がお腹を空かしているだろうからそろそろ帰りたいの．退院が無理なら，タクシーで帰ってご飯の支度をして，お隣さんにミーコのこと頼んだら，すぐ戻ってくるから．先生に外出をお願いしてくれない？」

私：「退院も外出もまだダメなんですよ．急激に動いて心筋梗塞の再発作を起こしたら大変だから．先生も，『あと2～3日間はベッド上で安静にしてもらって，その後1週間位は入院して様子をみたいなぁ』っておっしゃっていました．残念ですけどまだしばらくはお家には帰れないですね」

Aさん：「……（涙）」

ナースステーションで先輩ナースに相談すると，「元気になったらいくらでも，猫の相手なんかできるのに．自分の身体と猫と，どっちが大事なの？ 今は何よりも治療がいちばんでしょ！ 自分の状況をわかってないよね」などと言われてしまった．

◆ 演習課題1（個別課題）：

問1：もし，あなたが担当ナースなら，Aさんの希望をどのように考え，どのように行動（対応）しますか．また，この事例に対する「解決方法」および「援助」について，現段階であなたの意見に最も近いものを，下記の選択肢のなかからそれぞれ1つずつ選び，その理由を書いてください．「援助」で②または④の「援助する（したい）」を選択した場合には，その援助内容についても具体的に書いてください．

・どのように考え，どのように行動（対応）する

解決方法	援助方法
(1) Aさんが納得できる解決方法は「ない」と思う	① ゆえに，私は「援助できない」
	② しかし，私は「援助する（したい）」
(2) Aさんが納得できる解決方法は「ある」と思う	③ しかし，私は「援助できない」
	④ ゆえに，私は「援助する（したい）」

•その理由（どうして）
　　　•「援助する」を選択した場合の具体的な援助内容
◆演習課題2（グループ課題）
　問2：事例に対するそれぞれの意見をグループ内で共有してください．
　問3：Aさんの事例について，5つの倫理原則を用いて分析してください．Aさんへの看護援助を通して，どのような倫理的ジレンマや問題点が生じているのでしょうか．グループで話しあってください．

◆演習課題3（個別課題）
　問4：上記のプロセスをふまえて（活かして），個人レポートを作成してください．あなたの考え方の根概となる参考文献を用いて説明すること．

5 │ 事例を通して学生に体験してほしいこと

（1）事例を通して「まずは自分と向きあう」

　演習では，倫理的ジレンマが内在する事例を，個人とグループの2段階で検討してもらいました．

　まず，クラス全員で事例の内容を共有してから，演習課題1（個別課題）について，学生たちに「自分ならどう感じて，どう行動するか」を考えてもらいます．ここではまず，学生が他人の意見に左右されることなく，自分がどう考えるのか，そしてその考えにはどのような価値観や信念，さらには未熟ながらも看護観がかかわっているのか，ということに向きあうための作業をしてもらいます．このプロセスによって，学生は自分のなかにある価値判断や道徳的判断の基準を再認識し，それらを自分の言葉で表現できるようになっていきます．

　個々人の考えをまとめるための時間をとった後に，幾人かの学生に現時点での自分の意見を発表してもらいます．クラス全体の傾向をみてみると，「解決方法」の設問に対する学生の意見は，どちらか一方に偏ることなくおおよそ二分されます．分布としては，Aさんが納得できる「解決方法はない」に30～40％，「解決方法がある」に60～70％程度でしょうか．ここで興味深いことは，いずれの回答を選択した場合でも，次の「援助方法」の設問では，Aさんに対して「援助する（したい）」と答える学生が大半を占めることです．これは，看護を学ぶ学生の特性なのかもしれません．私たち教員は，解決方法の有無にかかわらず，何らかの援助をしたいと思う学生の気持ちを常に大切にしたいと考えています．

　「援助する（したい）理由」と「具体的な援助内容」については，学生によってさまざまです．その代表的なものに，Aさんが納得できるよう，「Aさんの話をしっかりと聴いて解決方法を一緒に探す」や，「隣人に連絡をしてミーコの様子を見てきてもらうように頼む」といった具体的な提案もあります．また，初学の学生ならではの発想でしょうか，「自分がミーコの様子を見に行く」といったユニークな意見も出てきます．

このような意見は，後のグループワークでも十分に議論されることになります．

(2) 事例を通して「他人の意見を聴く」

クラス全体で一通りの意見が出されたら，続いてグループワークに入ります．グループワークではまず，改めて全員に自分の意見を発表してもらい，それぞれの価値観をぶつけあう体験をしてもらいます．話しあいの前には，約束事として下記の5つの条件を決めています．
① 自分の意見を他者にわかりやすく伝えること
② 自分と異なる意見には反論すること
③ 自分と異なる意見を否定しないこと
④ 自分と異なる意見を理解できるよう努力をすること
⑤ 話しあいの途中で自分や他者の意見が変化しても否定せず受け入れること

例えば，先ほどの「自分が猫の様子を見に行く」という学生の意見には，ほかの学生から，「それは公私混同である」や「看護師の職務から逸脱している」といった厳しい反対意見が出たりします．しかし，その後の話しあいでは「職業から切り離せばその気持ちもわかる」や「Aさんが納得できる方法を見つけたいという気持ちに変わりはない」「自分だったら，自分の家族だったら，と思うと希望を聴いてあげたい」という発言に助けられることもあります．このように，学生たちはグループワークを通して，自分とは異なる意見を認識し，異なっているようで似ている，あるいは同じようで異なる意見に遭遇しながら，さまざまな考え方にふれる体験をすることになります．

グループワークを進めるうえでもう1つ注意したいことは，グループの意見を一般的な正論に収めてしまうことがないよう気をつけることです．ペーパーペイシェントを用いた事例分析では，対象の個別性や周囲の状況を詳細に捉えることには限界があります．したがって，学生にはさまざまな可能性を考えると同時に，当事者が不在のままでは決して結論は出せないことを十分に伝える必要があります．

(3) 倫理原則を用いて「状況を整理する」

演習課題2（グループ課題）では，事例を既存の枠組みである5つの倫理原則を使って，その状況を整理する作業があります．倫理原則に対する学生の理解が十分でないと，この演習は一向に進みません．そのため，図2-22（49頁）の5つの枠組みを，演習の前の講義でおさえておきます．学生はこの作業を進めるなかで，「倫理的課題を分析する」ために，Aさんの状況を倫理原則の視点で捉え直す，という本来の目的を忘れがちです．この時間が，Aさんの状況をそれぞれの原則にうまくあてはめて，5つの空欄を埋めるだけのプロセスにならないよう，教員は必要に応じて助言していくことが大切です．また，ここではAさんの状況と併せて自分たちの気持ちも整理するように促していきます．

(4) 新たな理論や分析ツールを用いて「分析をさらに深める」

　以上のような2つの演習課題を経て，学生は各々で課題レポートを作成することになります．レポート作成を助ける情報としては，看護倫理に関する理論や倫理綱領，倫理的課題を分析するためのツールを簡単に紹介するようにしています．学生たちは，さまざまな理論や分析ツールを用いて，より多角的な視点から事例を再度分析することになります．また，レポート作成を通じて，倫理的課題に対する自分の意見をより明確に表現することが求められます．

　ここでは，学生のレポートを一部抜粋して紹介しましょう．表2-4は，ジョンセン（Jonsen A. R.）とシーグラー（Siegler M.）によって開発された四分割表を用いて演習課題「倫理」でのAさんの事例を分析したものです．四分割表は，①医学的適応：medical indication，②患者の意向：patient preferences，③QOL：quality of life，④周囲の状況：contextual features，の4方向から分析するようになっています．学生はこれら4つの視点から，Aさんの事例を丁寧に分析し，それぞれの立場での価値観がせめぎあう状況を解説しています．

　その他の分析ツールとして，臨床倫理検討システム開発プロジェクトが公開している臨床倫理検討シートなどがあります．初学者には若干難しい部分もあるかもしれませんが，臨床における複雑な倫理的課題を分析するための考え方の枠組みが明確に示されたものとして大変参考になります．学生のレポートのなかには，課題事例の分析からもう一段階先に進んだ議論を展開したものもあります．例えば，「スペースシャトル・チャレンジャー号の事故」や「原子力発電所点検記録の不正な取り扱い」などの

表2-4　四分割表を用いた事例の分析例

医学的適応：medical indication （対象の医学的な問題点）	患者の意向：patient preferences （インフォームド・コンセント）
・診断：心筋梗塞の発作（初回） ・状態：急性期の状態→安定（回復）期へ ・治療：症状の緩和・原因の確定・再発の予防 ・回復・予後： 　　治療すれば→十分に回復の見込みがある 　　　　　　　予後は良好（再発の危険性はある） 　　治療しなければ→生命の危機 　　　　　　　予後は不良（再発のリスクが高い）	・治療に伴う利益・リスク：医師から説明を受けて理解している ・本人の意思・判断力：自分で判断することができる「自律」した存在 ・治療への同意・協力：同意し協力しているが，症状の緩和に伴い，安静の必要性を感じられなくなっている
QOL：quality of life （対象の人生観・価値観）	周囲の状況：contextual features （家族や医療・看護提供者側の問題）
・治療の続行： 　　続行すれば→身体・精神的な苦痛を伴う 　　続行しなければ→再発の危険性が高い（不利益） ・治療の中断・中止： 　　その理由づけ……猫の世話？ 　　中断・中止は治療（生命）よりも優先されるか 　　Aさんにとって，ミーコはかけがえのない家族 　　ミーコを失うことは，生き甲斐を失うこと？	・家族の問題：頼れる家族や親戚はいない ・医療側の問題：Aさんの生命を優先させることを考えれば，希望を聞き入れることはできない（パターナリズム） ・医療者や施設の利用上の葛藤： 　　Aさんの希望を叶えてあげたい． 　　治療を優先させると安静を守らなければならない 　　看護師が猫の世話をすることは，入院中の患者への援助としての範囲を超える

「技術者倫理」を例にあげて，看護技術の提供者としての看護師の専門性と倫理性について考察したレポートなどはその代表的なものです．

6 ┃ 演習で倫理的思考の素地をつくる

　看護援助の基本的機能である「倫理」の演習には，①自分の価値観やこだわりを再認識する，②自分と違う価値観の存在を認める，③倫理的課題を客観的に捉える，といった3つの教育的意図が含まれています．図2-24に示すように，学生にはこの3つのプロセスを繰り返し行き来しながら，倫理的状況を俯瞰して客観的な視点で捉えられる柔軟性を養ってほしいと考えています．

　倫理的ジレンマに関連する事例の分析は，単なる技術の習得やその応用を目的とするものではなく，学生が看護の実践家として「倫理的に考え行動できる」ようになるための素地をつくる機会として重要です．54頁の枠組みを用いた状況の整理でも述べたように，事例を倫理原則や倫理綱領にあてはめて，倫理的なせめぎあいの事実関係をクリアにしていくことが，この演習のゴールではありません．倫理原則や倫理綱領はあくまでも，その状況を把握し分析するための一手段であり目的ではないことを，繰り返し学生には伝えるようにしています．

　重要なことは，対象がおかれている状況を考えるプロセスで，自分のなかに存在する「モヤモヤした感覚」や「居心地の悪さ」といった，どうにも腑に落ちない感情を，学生が本能的に体感できることです．学生には常に客観的な視点をもつことと並行して，自分自身のなかにある「価値観」や「こだわり」を見失わないでほしいと願っていま

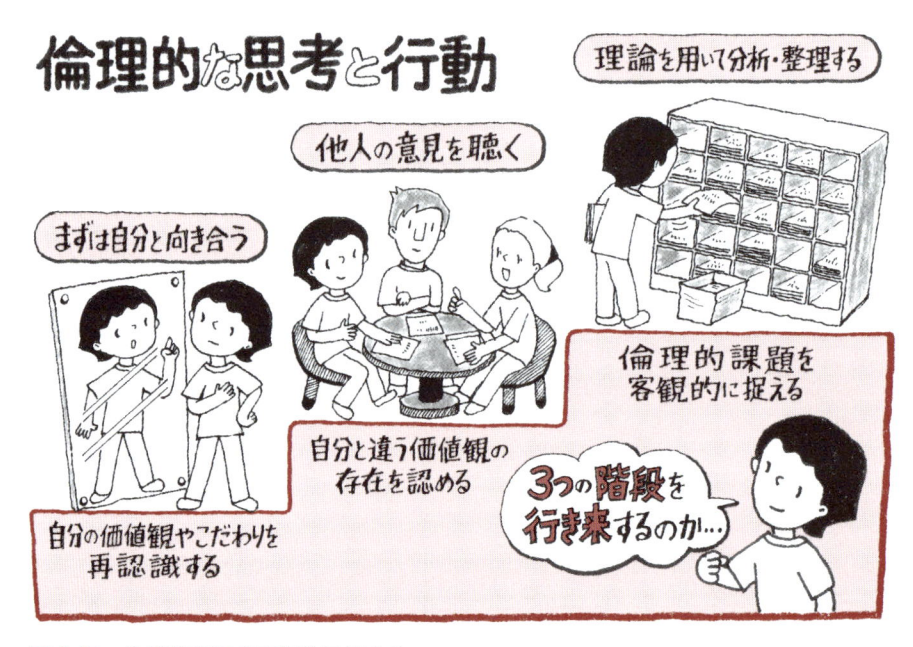

図2-24　倫理的課題を客観的に捉える

す．前述したように，看護専門職としては実際に行動すべきでないとしても，「自分がミーコの様子を見に行きたい」と思う純粋な気持ちを大事にできることが，学生の看護観を育むうえで重要ではないでしょうか．

参考文献

1) サラ・T・フライ(著)，片田範子，山本あい子(訳)：看護実践の倫理―倫理的意思決定のためのガイド．日本看護協会出版会，1998．
2) Jonsen AR, Siegler M, Winslade WJ : Clinical Ethics ; A practical approach to ethical decisions in clinical medicine, 6th ed. New York, MeGrw-Hill, 2006.
3) 臨床倫理検討システム開発プロジェクト：臨床倫理検討システム最新版2004春 http://www.sal.tohoku.ac.jp/phil/CESDP/cleth-3/11system.pdf
4) 石井トク，江守陽子，川口孝泰(編著)：Basic & Practice　看護倫理，学研メディカル，2014．

5 安全・安楽

1 看護援助における安全・安楽

　「安全」「安楽」は、看護の対象の健康回復に向けて、専門的なケアを行っていくためのキーとなる重要な概念です。まず、看護学における用語の定義の前に、一般的な国語辞典での定義を確認してみましょう。安全とは、「危険がなく安心なこと。傷病などの生命にかかわる心配、物の盗難・破損などの心配のないこと。また、そのさま。(大辞泉)」と定義されています。また「安楽」とは、「心身の苦痛や生活の苦労がなく、楽々としていること。また、そのさま。(大辞泉)」と定義されています。簡単に言えば、安全は危険がなく安心、安楽は苦痛がなく安心……として捉えることができます(図2-25)。危険がなく、苦痛がない技術を提供することは、治療や処置、看護を受ける対象にとって、結果として「安心」をもたらす重要な鍵となることを意味します。

　安全や安楽の定義は、国語辞典では、一般的な会話で使用されるような広い意味での解釈です。専門的な看護援助においては、この定義のほかに、対象への具体的な技術提供に向けた、援助を提供するための専門的な定義化が必要です。そこで看護学の専門事典(「辞典」ではなくて、事柄の解釈をも含む「事典」で検索を行った)では、どのような解釈がされているのでしょうか。『看護大事典』(医学書院、2002年)では、「安全(safety)」は、「危険がないこと。患者の生命をおびやかしたり、身体的・精神的に消耗する状態にしないこと。看護の基本的な目標として安全・安楽・自立の三本柱が

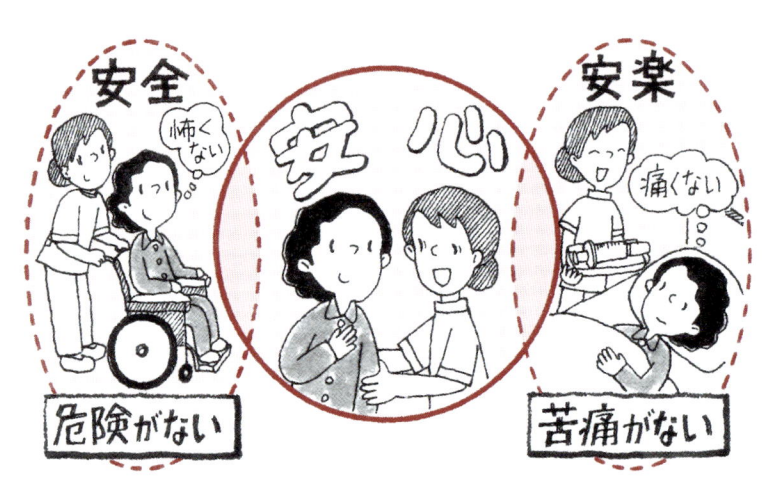

図2-25　安全と安楽の定義

あげられるが，そのなかの1つである．（以下略）」と定義され，前段においては，一般的な国語辞典とほぼ同様の定義がなされています．しかし，実は「以下略」の部分に，看護援助に通じる解釈が記されているのです．その詳細の内容については本稿では省略しますが，具体的な看護援助の専門性の在り方や，看護師が身につけておくべき能力などが解説されています．

「安楽(comfort)」においても，同事典では，「身体的・精神的に苦痛がなく，快適な状態．居心地の良さ・不自由でないこと・気楽なこと・苦悩や不安がないことをさす．（以下略）」のように定義されています．安楽においても，国語辞典とほぼ同様な定義の後に，「ケアのポイント」が記されており，「……話を聞く，体位を変える，衣服を変えるなどの行為(援助)によって慰めになったり楽になったりする」などの解説がされています．しかし，これらの看護学事典での解説は，現時点では十分に満足のいくものではありません．いまだ看護学の分野では，これらの重要用語のターミノロジーに関する研究がなされている段階なのです．このような学術用語のターミノロジー（術語法）を明確化すると同時に，技術として活用されるためには，学問的な視座に立った，具体的で体系的な整理の必要性が喫緊の課題です．

2 ケア対象者／提供者における安全・安楽

医療場面では，ケア対象は療養過程にあるので，何らかの運動機能障害を抱えています．ですから，対象に起因する安全や安楽を阻害する要因の解明は，重要なポイントとなります．行動に対する認知のズレや判断ミスなどは，その1つとしてあげられます．例えば，日常生活でよく見られるものに，「段差につまずく」行為があります．自分では十分に足を上げていると思ったにもかかわらず，実際には段差を乗り越えるほどには足が上げられていなかったのです．また，手術後数日経った患者が，「だいぶよくなったので，トイレに行くぐらいなら，車いすや歩行器はいらないだろ

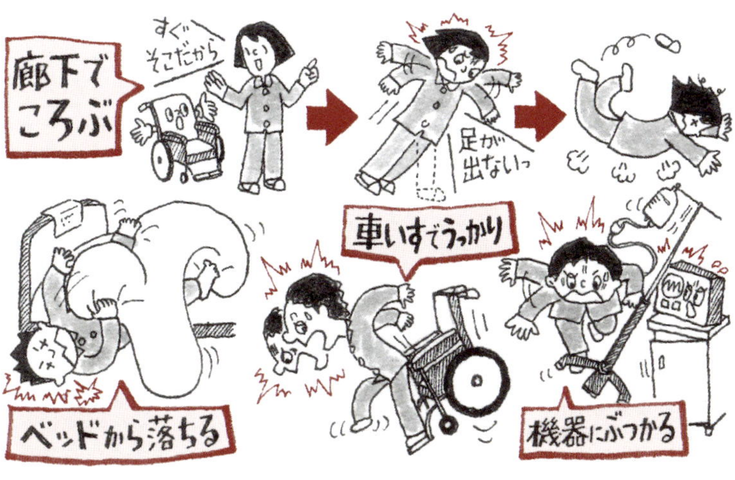

図2-26 病院などで起こりやすい事故場面

う……」と勝手に判断して，まだ十分に運動機能が回復していないのに，廊下に出て転倒してしまう，などがあげられます．

図2-26は，病院などで最も起こりやすい事故場面の例です．看護援助においては，対象の病態を十分に理解し，対象の心理的特性を十分に把握した指導や援助が重要となります．つまり，対象の安全を確保するうえで，専門的な知識を前提とした観察・指導は，看護技術の質を保証する重要なキーとなるのです．

また，図2-27は，苦痛を繰り返し受けることによって，健康回復の大きなマイナス要因になることを示したものです．病院に入院する患者たちは，1日も早い健康回復を目指し，苦痛を伴った治療だけではなく，プライバシーや人権など，多くの犠牲を覚悟して，管理された環境で入院生活を過ごします．しかし，その我慢にも限度があります．理性ではコントロールできなくなる場合も多々あります．そのような状態に陥ると，病気からの回復に向けた意欲が低下し，病気のさらなる悪化をまねいてしまうことになります．

例えば，ICUなどの生命にかかわる処置がなされ，拘束された状況を強いられている集中治療場面では，ICUシンドロームなどの状態が典型的な例としてあげられます．それらを予測して対処するための看護援助として，十分な事前の説明やICU看護師による術前訪問など，患者の個別性にあわせた苦痛への介入が重要となります．

ケアを提供する側の「安全」にかかわる話題として，マスコミなどで報道されるものとして「医療事故」や「医療過誤」などがあげられます．実はこの2つの言葉は，同じ意味ではなくて，安全対策にかかわる重要な違いがあります．つまり「医療事故」とは，医療従事者が行う業務上の事故のうち，過失が存在するものと不可抗力（偶然）によるものの両方を含めたものを指します．「医療過誤」は，医療従事者が行う業務上の事故のうち，過失の存在を前提としたものです．つまり，医療過誤の場合には法律で裁か

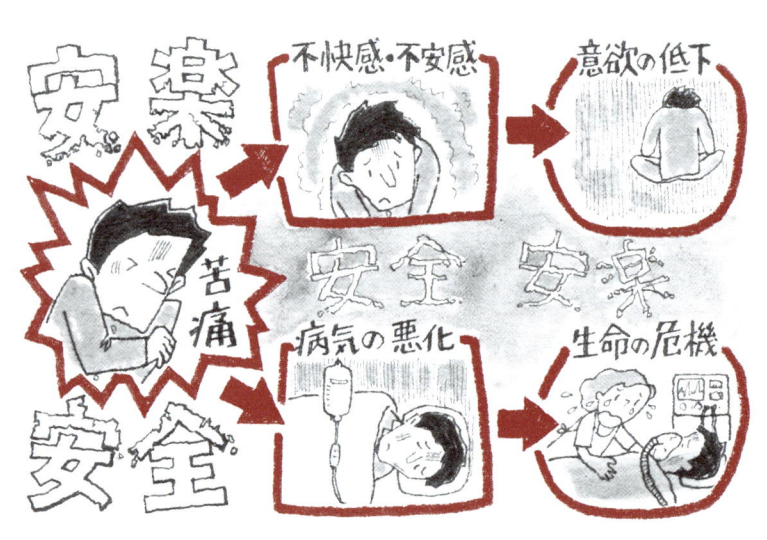

図2-27 苦痛の繰り返しによるマイナス効果

表2-5 看護業務のなかで起こる事故の種類

事故種類	事故内容
誤　　飲	嚥下障害の患者が窒息,泣いている子どもに無理な与薬で窒息など
与　　薬	外用薬の服用,異なった薬を静注するなど
注射・点滴	過量摂取,点滴漏れ,注入速度ミスでショック死を起こすなど
採血・輸血	消毒不全の状態で針刺し,輸血血液型の誤認など
転倒・転落	ベッド柵の金具のかけ忘れ,小児と遊戯中に転倒するなど
搬　　送	搬送中の呼吸困難,点滴の外れなど
院内感染	不潔注射器による感染,清潔操作のミスなど
術後管理	術後観察の手落ちなど
医療機器	睡眠中の人工呼吸器外れ,ゴム管の接続ミスなど
妊娠・出産	同姓者の誤認による処置ミス,訴え放置による失血死など
患者管理	体位変換を怠り褥瘡発生,飛び降り自殺など

れる対象となります.

　しかし,「医療事故」においても,その内容が不可抗力であったのか,なかったのかについては,裁判の重要な争点となります.対象の安全を守る専門家として,最善の方略が準備されていたかどうかは重要な焦点となります.

　表2-5に示したのは,看護業務内で起こるとされている医療事故の代表的なものです.このような事故がこれまでにあらかじめ前例としてあげられているものに関しては,これらを防ぐための万全の対策をとっていることが求められます.裁判においては,予測される事故について専門家として認識していたにもかかわらず,何らの対策も立てていない状況では,事故対策において過失と見なされてしまいます.知らなかったでは済まされない状況だと,十分に承知しておくべきでしょう.

　苦痛がなく安心できるような安楽な環境を提供するためには,まずは安全を守ることが看護専門家にとって大事なことです.優秀な看護職が対象に尊敬され,感謝の言葉をかけてもらえるための背景には,安全に対するシステムの充実や,専門家の能力を判断しての結果であることを十分に認識しておくべきです.

3 ヒューマンエラーと安全

　病者の健康回復過程において,その安全を守り,安心をもたらす専門家として,事故対策にどのように取り組むことが重要です.そのためには,まず「人間は間違いを犯してしまう存在である」という認識をもって,そのことを前提とした予防策を準備することが重要です.少しでも間違いを減らす工夫を怠らないことが求められます.つまり,普段から人間の特性を理解し,認識を高めておく努力と,ミスを起こさないための事故防止体制の構築,および,そのための作業手順の整備と実施が必要となります.

　人間が事故を起こしてしまう存在であることを証明した研究例として,ハインリッヒの法則というものがあります.ハーバート・ハインリッヒ(Herbert Heinrich)という研究者が明らかにしたので,研究者の名を冠して命名されています.ハインリッヒ

は，半世紀にわたる55万件の災害データを調査し，「300：29：1」の法則（1931年）を発表しました．つまり，死亡を含む重大災害が1件発生する場合，その陰には29件の事故寸前のヒヤッとする出来事が起きていることを統計的に明らかにしたのです．

このような研究結果を受けて，臨床では事故になりそうになった事例をデータとして蓄積し，専門家同士がそれらを共有することで，実際に事故になってしまうことを防ぐ努力が行われるべきです．このような営みは「インシデント・レポート」とか「ヒヤリ・ハットメモ」などと呼ばれ，一般の医療施設では，ごく日常的に行われています．しかし，「インシデント」を形式的に，ただ記録に残しておくことのみではなくて，それらが専門家同士で教訓として，技術として共有できる方策をこうじることが最も重要となります．このことによって「アクシデント」を未然に減らすことが可能となるのです．

さらには，これらの学びから作業手順を改善する具体的な方略が必要です．事故を未然に防ぐための手順の具体的な検討として，作業のダブルチェックやトリプルチェック，あるいは，対象個人と照合するためのバーコード管理などが工夫されています．作業システム自体を日々検討し，改善する努力こそが高度な専門職の証になるといえます．

さて，このような理論上の解説は，学生の演習課題の結果を受けて提出されたレポート内容を講評しながら進めることになります．そのための演習課題［安全・安楽］を，以下に提示しました．理論的な知識を与えられない状況で，学生たちはディスカッションや自身の生活体験をふまえて，どのような提案をレポートするのでしょうか．このことについては，実際の例も交えて次回に紹介することにしましょう．

演習課題　安全・安楽

① ベッド上で安楽だと思われる体位を工夫してみよう．
　対象者は自ら動けない人を想定してください．初めにベッド上で安楽だという体位になってもらい，時間経過と共に，安楽さがどのように変化していくか観察してみてください．その姿勢を維持することが我慢できなくなったら別の安楽な姿勢をとってみましょう．その際，なぜ姿勢を変えたのか，変えた理由などを聞き取りしてみてください．なぜ，そのようなことが起こるのかについても，そのエビデンスも交えて検討してみてください．

② 療養の場で起こると予測される事故の種類と，それらを防ぐ対策について話しあってみよう．
　現時点での皆さんの生活経験をもとにして，療養の場ではどのような事故が起こりうるかを話しあってみてください．その結果をまとめたうえで，各自文献などで，実際の事故内容の事例などについて検討し，その具体的な対策についてレポートしてください．

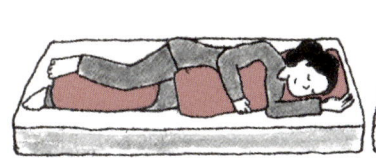

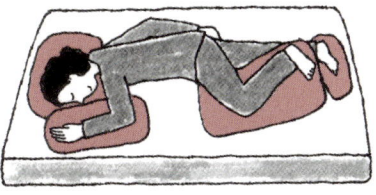

（側臥位）　（シムス位）

図2-28　安楽体位の工夫

4 | 安楽な体位の工夫を体験して

　演習課題の①は，「自ら動けない人が対象」でした．学生たちは最初に，ベッド上でさまざまな姿勢を試みて，その安楽性について比較・検討し始めます．最初の段階では，仰臥位の継続姿勢から始めるグループが多いです．最初の気づきは約10分経過した時点から，「体位を変えたい」など，被験者になった学生からの要望が出てきます．側臥位になったり，腹臥位になったり……．頻繁に体位の変換を求めます．その際に，手近にある枕を利用して安楽体位を確保します．この段階で，ベッド上にいつも置かれている2つの異なる大きさの枕を効果的に使用することによって，体位のバリエーションが増えることに学生たちは気づきます．「Ⅱ章3．ボディメカニクス」の演習課題(41頁)で学習したボディメカニクスで学んだ図2-28のような体位を試みます．

　同一体位の保持時間について，学生たちが予測していたよりも早い段階で体位を変えたいという訴えが出始めました．これによって1つの体位にとどまっていることが，意外に苦痛であることを学生たちは実感します．普段の日常生活では，1つの体位で動かないような拘束体験はほとんどないので，安楽な体位であると思っていた仰臥位においても同一体位を保持し続けることが苦痛をまねくことを目の当たりにします．そうなると動かないことによって，人間の身体のなかで何が起きているのだろうかという「科学的根拠」について興味をもち始めます．

　あるグループの学生たちは，静止した状況で長時間同一体位を強いられることで，末梢の循環不全が起きるために，身体からのメッセージとして苦痛反応が起きるのではないか，という仮説を設定しました．そのための援助の指針として同一体位保持を強いられる際には，四肢のマッサージなどを行うことで，より長く安楽に保てるのではないかと，実験的なトライアルを試みたりします．確かに，その仮説はきわめて科学的な理論にかなっています．

　このような仮説を検証するために，演習中にデータを得たグループから提出されたレポートを見ると，この種の研究は看護関連の基礎研究として，非常に重要な課題であることに気づきます．グループメンバーそれぞれが，自分たちのデータを過去の文献と比較するために，文献を探すことにトライします．先般の講義で紹介した論文情報ナビゲータのCiNii(http://ci.nii.ac.jp/ja)にアクセスして得られた文献は表2-6に

表2-6　学生のレポートで示された関連文献

「体位＋拘束」
1) 谷垣靜子, 内田宏美：拘束状態における体位変換・マッサージの効果——α波出現度合いの時間的推移. 日本看護科学学会誌, 18：400-401, 1998.

「体位＋苦痛」
2) 小林たつ子, 坂本雅子, 福島吉乃：60度側臥位保持による循環血液量の検討, 山梨県立大学看護学部紀要 9：13-22, 2007.
3) 清水まゆみ, 和田容子, 酒井三喜子：同一体位による苦痛に対する看護介入の有効性. 看護人間工学研究誌 8：9-14, 2007.
4) 佐々木吉子, 二宮彩子, 小泉仁子：同一体位の保持と生体反応——生理反応, 苦痛, および諸要因の関連, 日本看護研究学会雑誌 26：123-132, 2003.

「体位＋安楽」
5) 緒方久美, 服部朝子, 杉浦真希, 他：硝子体手術後の安静保持における安楽な体位の検討：看護師がうつ伏せ寝の患者体験を通して 日本農村医学会雑誌 56：331, 2007.
6) 酒井優子, 都築ひろみ, 下田実加, 他：安静臥床における腰痛に対する安楽物品の効果——マンシェットを利用して, 日本看護学会論文集 看護総合 34：150-152, 2003.
7) 佐々木朋子, 松橋由美子, 佐々木冷子：体位変換における抱き枕の効果——安楽・安心と褥瘡因子除去の視点より, 社会保険医学雑誌 42：7-10, 2003.
8) 加藤朋子, 松浦美津江, 原美恵子, 他：ERCP関連の検査・治療・処置を安楽に受けるための枕の改善——強制体位による身体的苦痛の緩和をめざして, 看護の研究 33：169-174, 2002.
9) 井上京子, 佐藤幸子, 新野美紀：仰臥位固定による生体への影響——自覚的訴えと苦痛の部位に関する研究, 山形保健医療研究 5：69-75, 2002.

示すような結果でした．この際，学生のレポートの多くに適切なキーワードの選択に苦労したことがレポートされています．最終的には，「体位」というキーワードを中心に，「拘束」「苦痛」「安楽」との組みあわせで検索を行っていました．

まずは，「体位」と「拘束」というキーワードで探してみた結果では，12件の文献が得られていました．そのうちの1件が，設定した仮説を説明するために近接した論文でした．さらに「体位」と「苦痛」や，「体位」と「安楽」について調べたところ，体位と苦痛では26件の文献数に対して3件，体位と安楽では60件のうち5件において，仮説ときわめて近い研究の成果が報告されていました．学生たちは，この文献検索のプロセスのなかで，適切なキーワードを設定することの大事さを学んだようです．つまりキーワードとして選ぶ学術用語を，データベースから取り出す場合，シソーラス(thesaurus)などで定義されている適切なキーワードを設定しない限り，お目当ての文献に到達できないことを学んだということです．

また，さまざまなキーワードを絞り込んでいく過程において，キーワードに関連した研究がどのような学問分野で，どのような内容で行われているかについて学ぶことができます．例えば，「体位」と「安楽」の2つのキーワードで検索した場合，手術時や分娩時の安楽を対象とする研究が多くありました．文献検索では，自分が解明したいことのみを収集するのではなく，多くの副産物が得られます．文献検索とは，自分の知力を高めてくれる非常に重要な営みなのです．皮肉な物言いですが，「安楽でない」ことがわかって，はじめてより「安楽」の意味とは何かがわかるのでしょう．

5 | 病院で起こる事故の種類と，その予防策

　「病院ではどのような事故が起こりうるか」についてでは，学生は，まだ病院での実習経験が少ないため，話しあいが活発に行えないグループも多いのです．そこで，この課題については，各自でインターネットなどの情報源や，各種文献などからレポートするように，と指示しています．

　文献を中心に検索結果を紹介した学生のレポートにおいては，多くの学生たちが「医療過誤」と「看護」のキーワードでCiNiiなどの広範囲の学問にまたがった文献を検索していました．その結果，わずか74件の研究論文しか検索できないことに驚くようです．社会的には非常に大きな課題として取り上げられている重要語句にもかかわらず，看護分野の研究が少ないことに驚きます．幾人かの学生のレポートには，「病院での過誤を公表しないから研究も進まないし，改善もされないのではないだろうか……」という表現で考察しています．

　「医療過誤」と「看護」のキーワードで，インターネット上の一般検索をすると，約19万件がヒットします．その内容を見てみると，看護業務にかかわる医療過誤の事例や判例が多く掲載されています．むしろ今までの医療関連の研究において公表や分析を避けてきた課題が，現代の社会的な問題として，衆目にさらされているようです．このような状況のなかで，インターネットに掲載されている信頼性の高い情報を

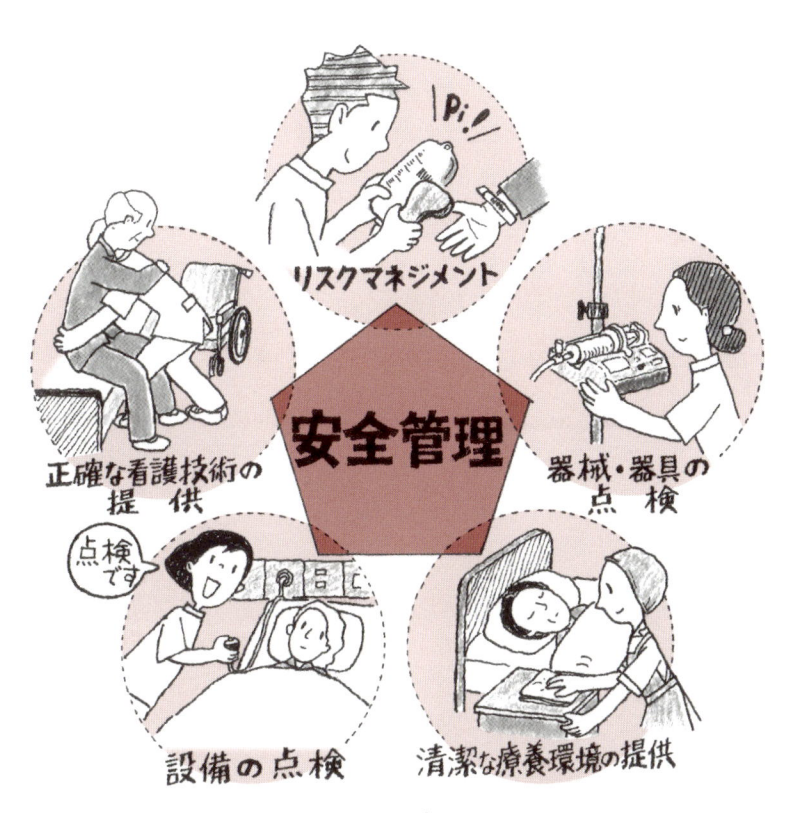

図2-29　病院での安全管理のための要素

参考にして,「看護に求められている課題は何なのだろうか……」について学生がレポートでまとめたものが,図2-29のような要素です.これらの要素は,教科書的にも看護師の安全管理に向けて整備されるべき大きな課題です.

　ここで,医療事故と医療過誤の違いについて調べ,レポートする学生もいます.つまり,医療過誤とは,何の手も打たず,あるいは専門家としてわかっていて,行うべき準備や整備が不十分であった……,つまり手を抜いたことによって起こる事故です.この場合は,法的な罰則にふれてしまうことになります.そのため,図2-26(59頁)のような営みを常に想定し,準備することが看護の専門家として重要なのです.すべての学生のレポートが,これほどのまとまりをもったものではないにしても,少人数の学生がこのことに気づいたことで,将来の看護学の未来に大きな光を見たような気がしました.

| 参考文献

1) 小松原明哲:ヒューマンエラー,第2版.丸善,2008.
2) 佐藤幸光,佐藤久美子:医療安全に活かす医療人間工学.医療科学社,2007.
3) 川口孝泰:ベッドまわりの環境学.医学書院,2002.
4) 和田 攻,南 裕子,小峰光博(編):看護大事典,第2版.医学書院,2010.

第Ⅲ章

日常生活における援助項目

　この章では，日常生活援助技術の基本事項である，「食べる」「排泄する」「活動する，運動する」「眠る」「清潔にする」「移動する」について，第Ⅱ章でまとめられた「基本的機能」の5項目それぞれの理論とシンクロさせながら，看護援助を学習する方法をまとめてみます．このことによって，エビデンスにより保障された多角的な観点を，具体的な看護技術に結びつける姿勢を学び，かつ，看護実践の独自性について身をもって実感することができるのです．

1 食べる

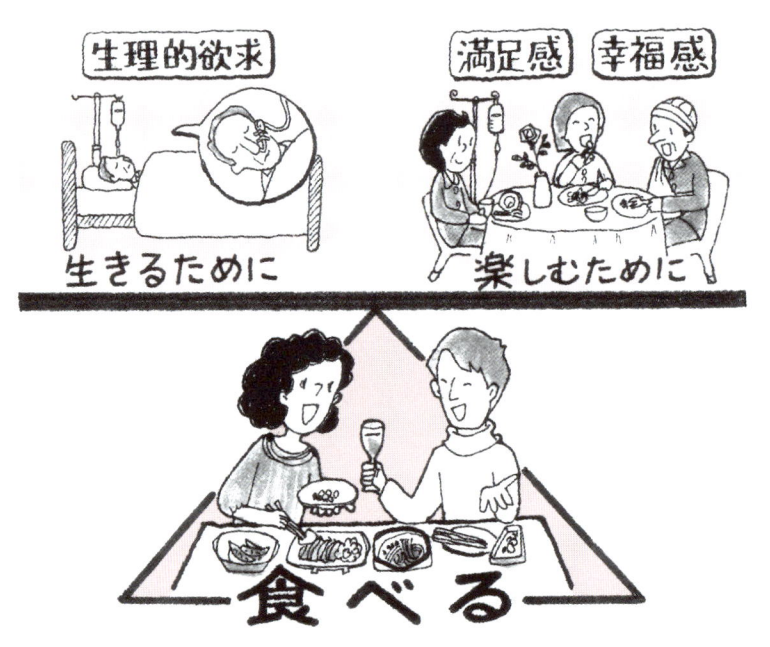

1 「食べる」ことの意義と看護の視点

　学生たちに，食べることの意味を問うと，最初に出てくるのは，「生きるために栄養を摂取する」という答えが返ってきます．大正解です．「そのほかにはありますか」と問うと，しばらくの沈黙を経て，さまざまな意見が出てきます．「人生を楽しむため」「人間同士の関係性を深めるため」「生きていることの素晴らしさを実感するため」など．それらも大正解です．しばしの沈黙があったように，改めて考えないと，楽しむための「食べる」は言葉にして即答はできません．日常で幸せな生活を送っている学生たちにとっては，意識しないでも行っている行為なので，食べることの意味を改めて言語化し，理屈で考えることは少ないのかもしれません（図 3-1）．

　このような社会・文化的な側面から「食べる」ことの意味を考える際には，逆に「食べられないときは？」という問いかけを学生たちに行ってみると，だいぶ答えやすくなります．「失恋をしてしまったとき」「心に深い悩みを抱えてしまっているとき」「受験に失敗してしまったとき」など，即座に自らの経験をきっかけとした多くの事例を語ることができます．以上のような学生との対話を通して，改めて生活者としての人

図 3-1　食べることの意義

間の社会・文化的な意味での「食べる」ことを，援助の視点から少しだけ実感できるようになります．

2 ｜「食べる」機能と嚥下反射

　　食べたものがどのような経路で，どのように生きることにつながっているかについての機能的側面については，解剖学，生理学や生化学などで学習しますが，一方で看護学的な視点から確認することも大事です．看護学的な視点とは，臓器や器官が，1つひとつの機能をバラバラに果たしているのみではなくて，消化・吸収・代謝・排泄という一連の流れを相互に関連しあいながら，全体として「食べる」という役割を果たしていることを認識したうえで，看護援助が成り立つことを整理・確認することです．このようなホリスティックな視点については，看護理論で既習しているので，それらの学びとも関連づけて演習を行うように促します．とくに食べる際の反射のメカニズムは，看護援助の際に知っておくべき重要な事項です．とくに「誤嚥」は，最も注意されるべき援助課題です．

　「誤嚥」とは，食べ物や異物を気管内に飲み込んでしまうこと．または，異物を消化管内に飲み込んでしまうことと定義されます．この演習では，無理な姿勢での飲食の試みをするので，学生には，あらかじめ図3-2のような「食べる際の反射のメカニズ

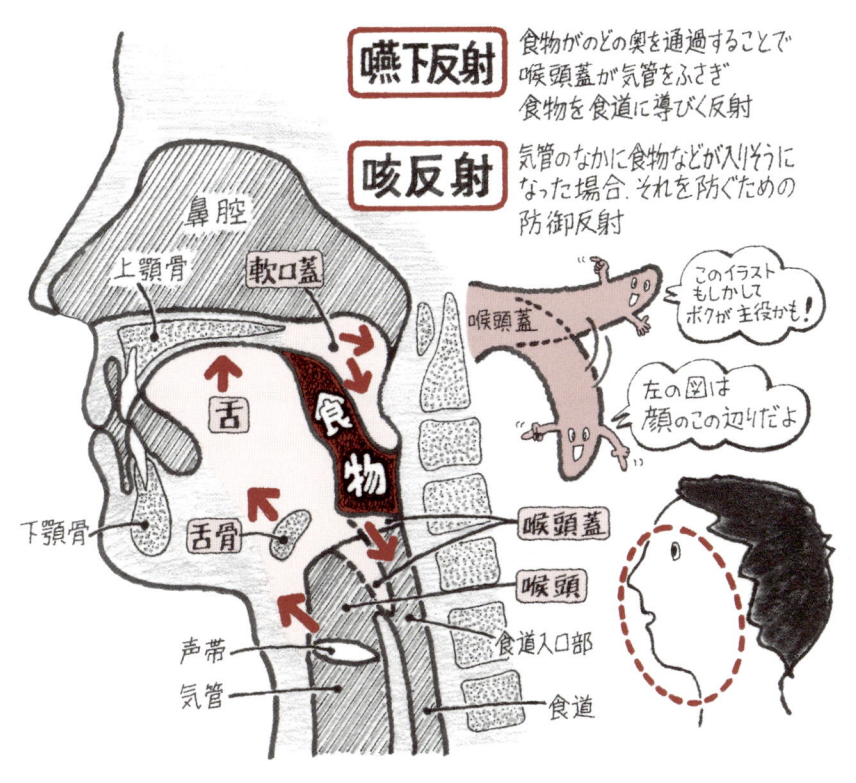

図3-2　食べる際の反射のメカニズム

ム」について理解してもらい，事故の可能性があることを十分に認識してもらったうえで，演習を実施してもらうとよいでしょう．

つまり食事や吸水を行う場合には，気道に飲食物が流れ込まないようにするための2種類の重要な反射機能があります．1つは嚥下反射(食べ物を，のどから食道まで一気に運ぶ運動を起こす反射のことで，摂食・嚥下運動のなかで最も重要な反射のこと)，もう1つは咳反射(気管に異物が入ったときにむせる，咳き込むなどの一連の咳嗽反射で，喉頭の「防衛反射」「異物が気管に入らないための防御反射」のこと)です．これらの反射は生理学的な観点からもしっかりと解説しておきましょう．これらの反射は，健常者では特別に意識しないで行っていますが，あまり経験したことのない姿勢をとった場合では，十分に慣れていない状況にあるので，うまく機能しない状況となります．

今回の演習では，そのような状況をあえてつくり出すわけですから，くれぐれも無理をしないように，これらの反射機能を十分に認識したうえで課題遂行にあたってほしいと伝えることが大事です．「食べる」の演習課題に対して，学生たちには，以上のようなオリエンテーションをした後，場面や状況の設定を試みてもらい，体験的な学びの成果につながるような気づきを得てほしいと思います．

3 ｜ 食欲の仕組み

「食欲」に注目し，それをつかさどる大脳の局在と，食べるために必要な周辺の機能に焦点を当てて整理してみます．学生たちにとっては，解剖生理学(形態・機能学)関連の知識がつき始めた段階であることから，これまでの研究で明らかとなっているエビデンスを紹介します．

図3-3に示す文献によると，視床下部に食欲中枢があり，胃腸や肝臓などの消化

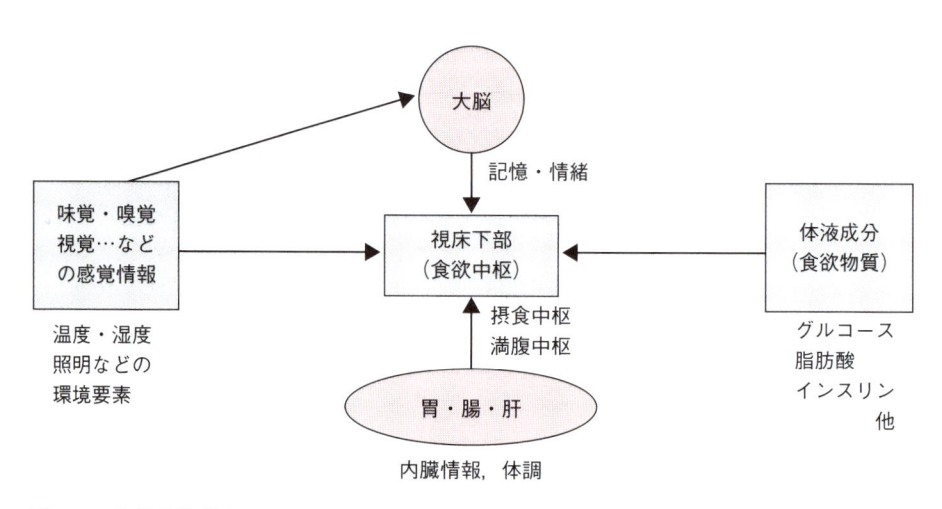

図3-3 食欲の仕組み
(坪井良子，松田たみ子：考える基礎看護技術Ⅱ，第2版．p.293，ヌーヴェルヒロカワ，2002．より引用)

器系などの内臓情報が，摂食中枢や満腹中枢に働きかけていることが示されています．また食欲中枢は，食欲物質であるグルコースや脂肪酸，インスリンなどの体液性分にも影響を受けます．その他，人間は，味覚や嗅覚，視覚，触覚（とくに食ではレオロジー），聴覚などの5感を通じて，高次中枢系にも情報が伝達され，その結果として大脳からも食欲中枢は，大きな影響を受けます．これらの関連図は看護学的視点から，これまでに研究された生理学の成果をもとに，人間の食行動と関連づけて表したものです．このほかにも，人間生活における「食べる」ということを十分に理解するためには，説明不可能な未知の部分も多くあります．今後の科学的根拠の解明に向けて，ケアに応用できる看護研究の成果が大いに期待されます．

> **演習課題** **食べる**
>
> ①ベッド上において臥位やファーラー位などの姿勢で，水分やゼリーなどをとってみよう．
> ベッド上で飲水や食事をする際の不自由な点や，介助の際に注意すべき点などについて体験してみよう．どのような姿勢のときに飲みやすいか，食べやすいか，どのような姿勢のときに飲みにくいか，食べにくいか，食事援助のためにどのような用具が必要なのか，どのような環境を整えるとよいのか，などについて試してみよう．
> ②入院患者が楽しく食事ができる工夫を話しあってみよう．
> 病院などの施設に入院する患者たちが，楽しくおいしい食事ができるための工夫について，施設全体の建物の在り方も含めて話しあってみよう．

さて今回の演習は，ベッド上での生活場面という，非日常的な場面を想定しているので，病んでいる人の立場になることを前提としています．単に生物学的な，生理的な欲求として，生命を維持するための「食べる」を援助するのみではなく，対象の立場や病状を十分に想定したうえで，課題に取り組むことが重要です．このことは，看護の本質であるケアリングの哲学を，どのような形で援助の技術に反映していくか，にも大きくかかわってきます．

4 | 「食べる」姿勢と食べやすさ

図3-4のような文献を提示し，学生たちが行った演習結果と比較して，同じ傾向を示しているかどうかについて解説を行います．この文献では，実験の対象数が20人の少数例ですが，看護援助を行っていくうえでは，非常に興味深い結果となっています．学生たちのレポートと同じように，ヘッドアップ角度と食べやすさの点からすると，食べやすさ（嚥下難易度）は60°がいちばんよい結果となっています．

また，この研究では固形物の場合と，半固形物，液体の場合での3種類で比較を行っています．今回の演習課題の結果と，この文献で示されている研究結果を比較する場合，半固形物がゼリーであり，水分は液体とみなして比較することになります．

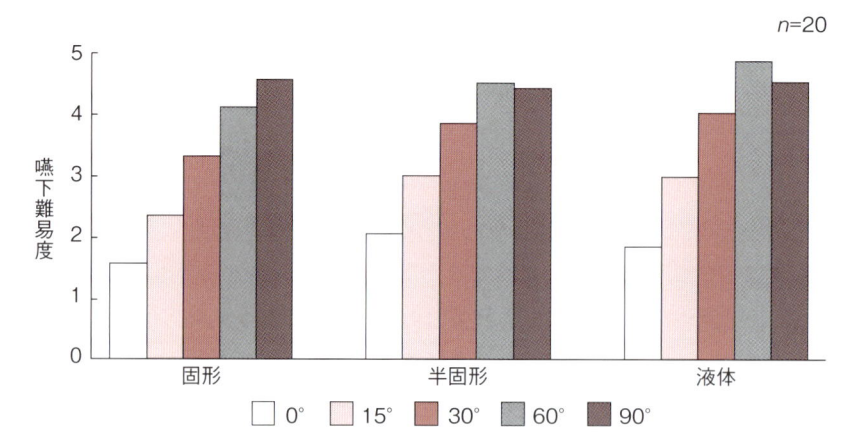

図3-4　ベッドの傾斜角と嚥下難易度
〔深井喜代子（監修）：ケア技術のエビデンス─実践へのフィードバックで活かす．へるす出版，2006より引用〕

　その結果，半固形物の60°ヘッドアップにおける嚥下難易度は，「液体より低い結果（嚥下しにくい）」となっています．これは学生のレポートで指摘されたような，咀嚼や援助者と被援助者との食べる際の協同関係の差異が，結果の違いをまねいたのかもしれません．さらに，学生のレポートでは0°や30°において，誤嚥しやすい傾向があることを指摘しています．提示した図3-4の研究データでは，そのことが結果として表現されていないので，今後は嚥下難易度に加えて，例数を増やしながら，咀嚼・誤嚥および援助者側の変数も含めた，今後の研究が期待されます．

　まずは演習課題［食べる］を提示し解説します．「臥位」や「ファーラー位」などの専門的な用語も解説しながら，課題を遂行するうえで必要な知識を30分程度で整理します．この課題で使用する水分やゼリーは，あらかじめ個々人で準備しておくように告げておきます．水分を摂ってもらう道具については，実習準備室にある食事援助のための道具のなかから選択し，各グループで準備・後始末をするように伝えます．どのような道具を学生たちが選択し，それを，どのように使い，レポートするかは体験学習の重要なポイントとなります．

　また，この演習で使用する「嚥下」や「誤嚥」という用語は，看護援助につながる重要な術語なので，課題の説明の際には，「どのような姿勢のときに飲みやすいか，あるいは食べにくいか」など，この課題で教員が何を学んでほしいかについて，学生のそれまでの学習状況をあらかじめ見極めながら指示することも，「食べる」の学習では重要な動機づけとなります．とくに「誤嚥」については，実習中に事故が起こる危険もあるので，学生たちには無理をしないように注意喚起するように促すと同時に，教員側も不測の事態をふまえて事故対策をしておくことが必要です．

(1) ベッド傾斜角度と食べやすさ

　演習課題に対する学生のレポートの1つを紹介し，食べる姿勢について考えていきましょう．

> **学生のレポート**（一部抜粋）

　今回の演習では，ベッド上において臥位やファーラー位などの姿勢で，水分とゼリーをとってもらった．姿勢の条件は，0°仰臥位，30°ヘッドアップ仰臥位，45°ヘッドアップ仰臥位，60°ヘッドアップ仰臥位，90°ヘッドアップ仰臥位，および側臥位の6種類である（図3-5）．水分とゼリーの2種類で，合計12種類で，食べさせてもらう側の感想，および食べさせる側の感想もあわせて聞き取った．

　0°仰臥位での食べさせられる側の感想は，水分もゼリーも誤嚥しそうになった．水分よりもゼリーのほうが咀嚼が必要なので誤嚥しやすかった．さらにゼリーでは，鼻のほうに逆流しそうになった．食べさせる側の感想は，水分もゼリーの場合も顔の上に落としそうになり，食べさせづらかった．

　30°ヘッドアップ仰臥位で食べさせる側の感想は，0°の場合よりは嚥下はスムーズだが，誤嚥しそうになった．ゼリーは咀嚼が必要なため，それによる鼻への逆流が気になった．食べさせる側の感想は，食べさせやすかった．思っているよりも，多量に流し込んでもちょうどよいくらいだった．

　45°および60°のヘッドアップでは，食べさせられる側の感想は，水分もゼリーも飲みやすく，食べやすかった．あえてよりよいほうをあげるとすれば，60°のほうが食べやすかった．食べさせる側の感想も，食べさせやすかった．事前に思っていたよりも，水分などでは対象の状況にあわせて，勢いをつけて飲んでもらうほうが飲みやすいようであった．

　90°のヘッドアップでの食べさせられる側の感想は，首を下方に傾けて飲んだり咀嚼したりする姿勢なので，通常の食べる状態で食べやすかった．むしろ，食べさせる側が，食べさせにくい状態であった．

　側臥位での食べさせられる側の感想は，ゼリーのような半固形物は嚥下のための誤嚥がなくて，食べることができた．水分のほうが口唇から水分がこぼれてしまうため，飲み込みにくい．食べさせる側も，ゼリーは食べさせやすいが，水分ではやりにくい結果となった．

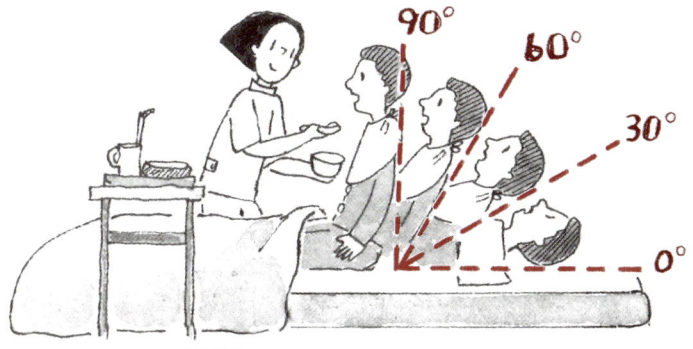

図3-5　ベッドの傾斜角度

ほかの学生たちのレポートにおいても，さまざまな条件を決めて，各条件を比較しながら飲まされる側の感想を聴取していましたが，このグループは，食べさせる側の感想も聞いていることで，援助者の立場にも立ったレポートになっていました．そのために，援助者と対象との協同作業が，援助にはきわめて重要であることに気づくことができた点で，大変興味深いレポートに仕上がりました．

　このレポートでは，「食べさせられる側」とか，「食べさせる側」という言葉の使い方をしていますが，これは実験的な環境下での表現で用いたことであり，実際の援助場面では，使用する言葉は，相手にとって大きな意味をもって受け止められるので，誤解をまねかないような表現の仕方に十分に注意するように指導することが重要です．

(2) 食とニオイに関する分析

　また，ほかのレポートでは，とくに食物臭と食欲との関連を考察した学生もいました．「病棟で食事時間帯になると，さまざまな食物の混合臭に包まれていて，食欲が減退するのではないか……」という疑問です．確かに病棟内では，食物は患者ごとに異なる食材のニオイが混在した状況になっています．1つひとつの食材がよい匂いであっても，カートのなかに一緒に入っていると，混合臭となって病棟全体に拡散する状況となります．それらのニオイの原因となっている物質は，エステル類，ラクトン類やアルコール類，チオール類などが混じりあったものです．それらに加えて，入院患者たちは薬を服用していることが多いので，それらに起因した特殊な代謝臭，つまりフェノール類やアミン類，ケトン類などの有機酸が混じりあったニオイも混在することになります．これらの状況をアセスメントして，食事環境をどのように整備していくかについては，看護師が行う環境整備の重要な課題の1つだといえます．

(3) 食にかかわる文化的行事

　食べることは，その地域の歴史や風土によって異なります．このような食にかかわる行事は世界中にあります．看護においては，その国の文化の食に対する側面を重視した援助計画を立てる工夫が必要です．1月はおせち料理や七草がゆ，2月は節分の豆まき，3月は雛の節句で白酒や菱餅やちらし寿司，5月は端午の節句で，ちまきや柏餅，7月は七夕で五目そうめん，8月はお盆で，先祖の霊へのお供え物，9月は十五夜祭りで月見団子，11月は七五三などで千歳あめ，12月はクリスマスケーキや年越しそば……など，四季の変わり目には，食にかかわるさまざまな行事があります．このような行事は，日本文化を代表する食にかかわる行事です．人間の生活習慣の節目となるこのような行事は，病んでいる対象が社会的存在として，生きている証となります．これらの食の行事を尊重・理解・活用して，看護援助を計画することは，生活支援のプロとしての看護に重要なケア手段となります．

　図3-6は，食にかかわる行事を視覚的に表現したものです．日本文化の独自性を経験的に感じます．「ハレとケ（日常，非日常）」などの，日本文化や風土に起因する哲学的世界観にもつながる，言葉を超えた深い意味がそれぞれにあります．これらを把

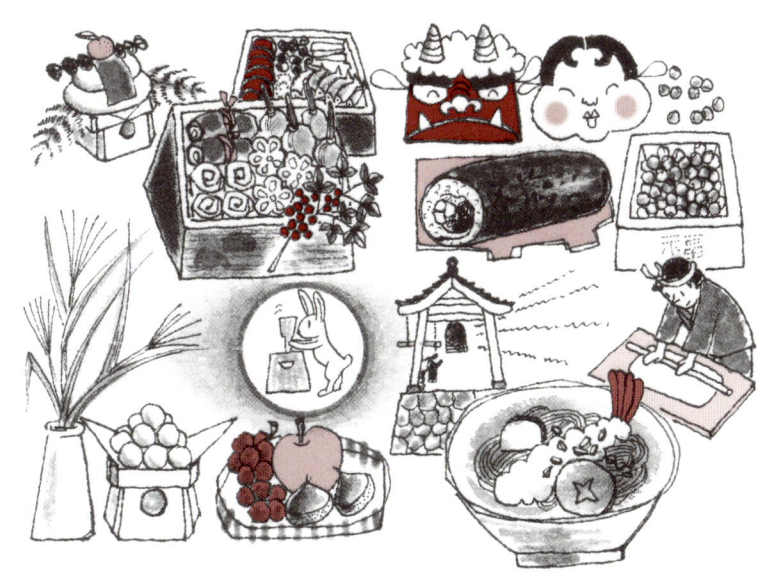

図3-6 食にかかわる文化的行事

握したケアの在り方は,専門家としての看護技術に反映される重要な知識だと思われます.

食べることは,人生にとっても重要な意味をもちます.楽しい食事を演出するための看護援助の工夫について,ここでは6つのヒントとなるポイントをあげてみましょう.

① お正月やクリスマスなどの行事に即した食事環境の演出
② テーブルセッティングや照明環境など,食べ物をおいしく見せるための工夫
③ みんなで集まって会話をしながら楽しく食事の場を設定するための工夫
④ 食事行為を行うための十分な空間(対人距離や座る場所など)の確保
⑤ 対象が食事しやすいナイフやフォーク,箸,介助ロボットなどの道具の工夫
⑥ 中華や和食,洋食など,食事様式を工夫したメニューの工夫

以上のような点に気を配ることは,看護の基本である「人間の尊厳」を守ることに向けた具体的な表現であり,このような配慮の有無は,看護の質を評価する大きな指標になるのではないでしょうか.

5 「食べる」にかかわる援助の基本

図3-7は,「食べる」にかかわる看護援助技術と,それによって得られる効果についてまとめたものです.これらについては,日常生活援助技術として,筑波大学では2学年から本格的に学習していくことになります.この詳細についての説明は,当該科目に委ねることになりますが,ここで看護援助の視点を大まかに確認しておくことは,非常に重要となります.

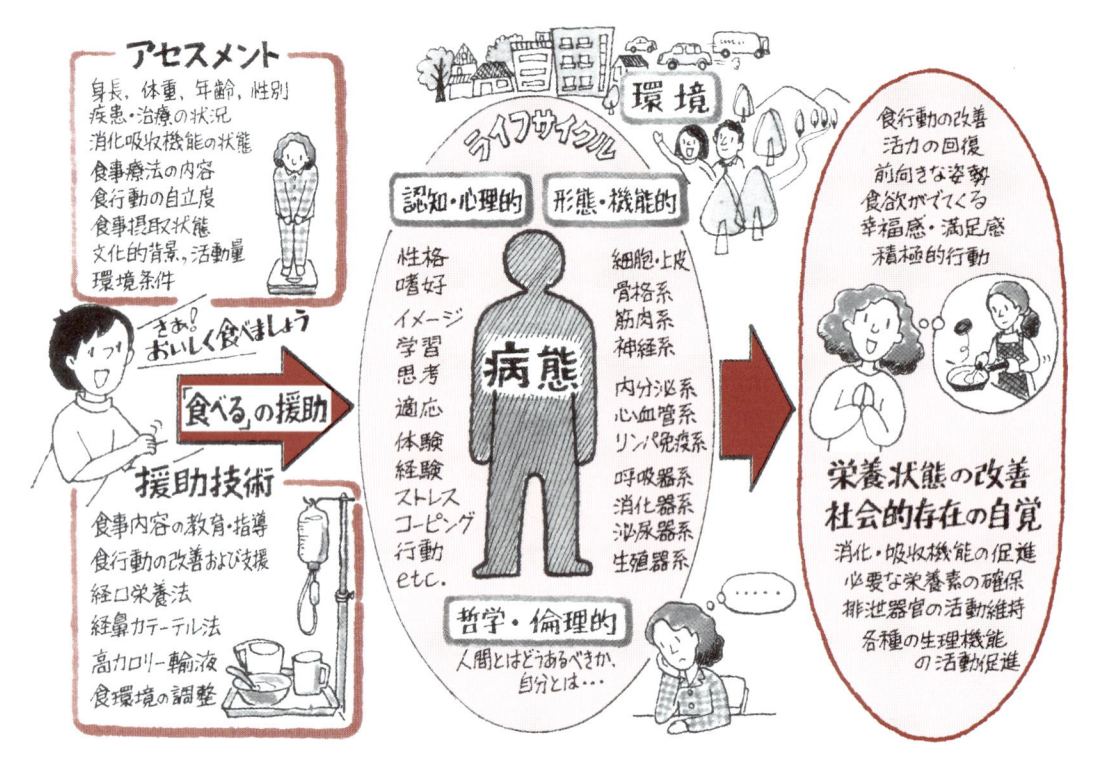

図 3-7　食にかかわる看護援助

　つまり，援助の対象である人間の科学的・経験的な視点に立った，そして生活者としての人間理解の上に立った「食べる」ことの援助の理解，および，それらを行っていくために必要な「アセスメント」事項，適切な「援助技術」の選択によって，図 3-7 の右端に並べられた「栄養状態の改善」や「社会的な存在の自覚」を生み，それによって食べることに関連する「行動改善」や「回復力の向上」，ひいては「消化吸収の促進」や「生活機能の活動促進」などが生み出されるのです．このような理解のうえに立った看護援助こそが，看護科学・看護技術の基本となることをしっかりと確認することが重要なのです．これは，まさしく看護実践の独自性を主張する看護哲学ともいえます．

| 参考文献

1) 川口孝泰，佐藤蓉子，宮腰由紀子，他：リンクで学ぶ看護基本技術ナビゲーション―食事の援助技術．中央法規出版，2008．
2) 川口孝泰：ベッドまわりの環境学．医学書院，2002．

コラム | column

ロボットに助けられて食べる

　イラストは，実際に開発されている食事介助ロボットを活用している様子です．顎でアームを操作して，食物を口まで運んでくれるロボットです．このようなロボットは，自分で食事ができなくなってしまった方にとっては，本当にうれしい道具となります．しかし，まだまだ機械屋さんのメカニック重視が強すぎる感じがします．もっともっと人間の尊厳を守れるようなロボットの開発ができないだろうかと著者らは感じています．

　ただ実際には，開発費に比べて経済効果は低いようです．つまり売れないのです．著者らからすれば，当り前の結果のように思えます．今後のロボットとの関係性の在り方も含めて，実際に援助のプロである看護専門職者たちの知恵が生かされる道具の進化と開発が求められます．

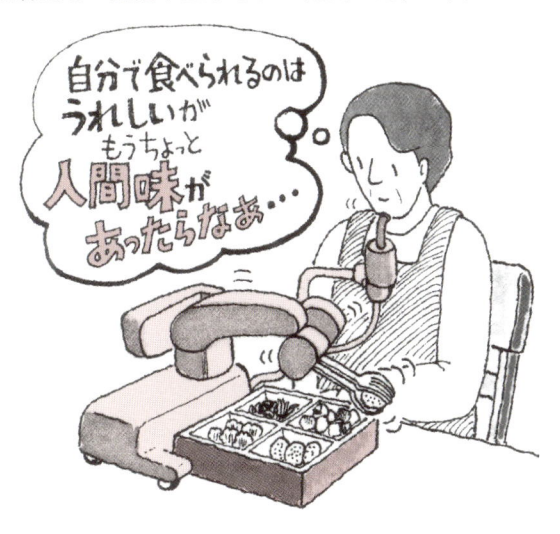

② 排泄する

1 | 「排泄」の定義とメカニズム

　　　　排泄は，生体の恒常性を保ち，生命活動を維持していくために不可欠な生活行動をいいます．また排泄は，生体が酸素や水や栄養素を外界から取り入れ，消化・吸収した後，最終的に不要な代謝産物を体外に排出することです．排泄物には，尿，便，喀痰，汗や不感蒸泄として水のほか，月経血，外傷や侵襲的処置に伴う排液，広くは呼気に含まれる二酸化炭素などがあげられますが，一般的には尿・便を指します．体外に出された排泄物は，生体の生命活動の証であり，最終産物です．例えば，排便を例にとると便の色，ニオイ，量や形，回数などの性状は，生命活動の状態を反映するものであり，どれも見逃してはいけない指標となります．また便秘や下痢，頻尿や乏尿など排泄物の出方は，対象の健康状態を理解するうえできわめて重要であることを認識することが大切です（図3-8）．

　　　　演習に入る前に，排泄において正常とは何か，異常とはどのような状態をいうのか，もう一度教科書で振り返ってみるように学生に伝えます．そうすることで，平常時の学生自身の排泄の状態やリズム，排泄物に対する見方もかなり変わってくるのではないかと考えます．教員は，学生が自分の身体から出てくる排泄物に関心をもち，それらが体調のアセスメントを行う際の重要なサインとして捉えられるようになることを期待して説明をします．

2 | 「排泄」の仕組み―排便に焦点を当てて

　　　　ここでは，排泄のなかでも排便に焦点を当てて説明していきます．排便における神経は自律神経と体性神経が機能します．体性神経とは末梢神経のことで「痛い」などの感（知）覚を脳に伝えたり，身体の各部を自分の意思で動かしたりする働きをするもので，とくに直腸と膀胱へは自律神経だけでなく骨盤神経叢を介して体性神経の枝も分布しているといわれています．さらに排便に大きな役割を果たしているのが，内肛門括約筋と外肛門括約筋です．

　　　　内肛門括約筋は平滑筋で，交感神経で収縮し，副交感神経で弛緩しますが自分の意思ではコントロールはできません．外肛門括約筋は横紋筋で，肛門挙筋と連続し恥骨や座骨へつながっており，体性神経である陰部神経でコントロールされているため，自分の意思で閉めたりゆるめたりできる機能をもっていますが，常に収縮していま

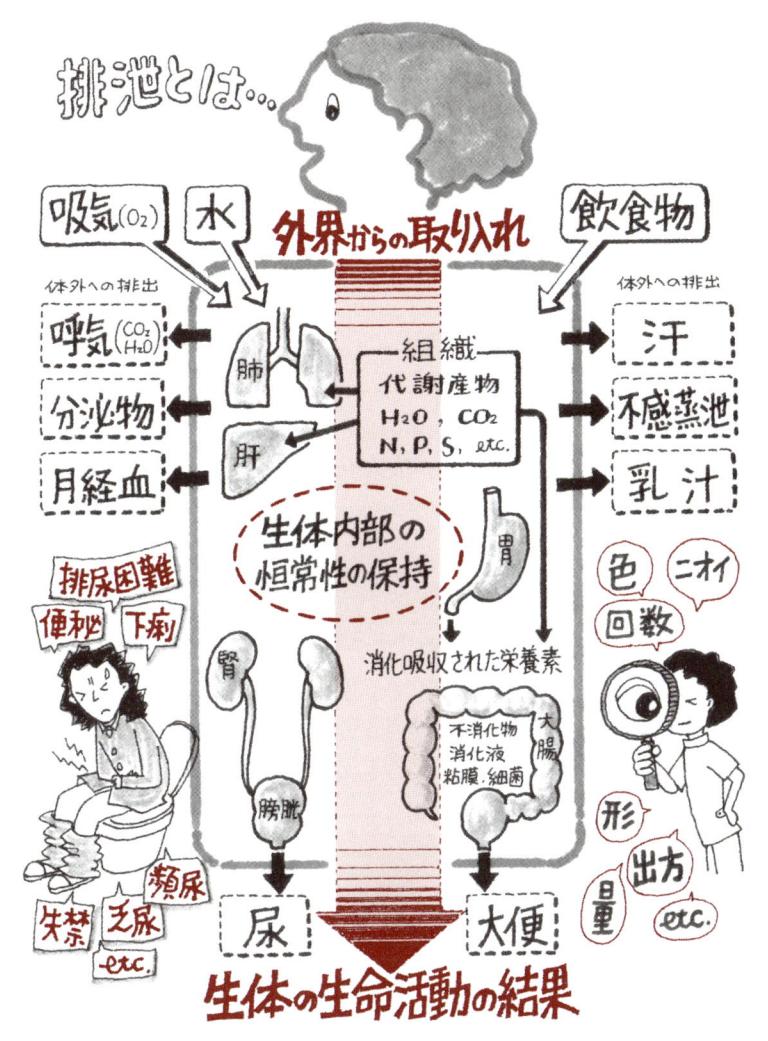

図 3-8　排泄の仕組み
〔坪井良子，松田たみ子：考える基礎看護技術Ⅱ，第3版．p.118，ヌーヴェルヒロカワ，2007 を改変〕

す．無意識の状態では直腸と内肛門括約筋が収縮し便を保持し，また便意を感じたら外肛門括約筋を収縮させ漏れを防止するなど，2つの括約筋は拮抗する性質をもちながらも協調しながらうまく機能することによって便の保持や排出がスムーズに行われているのです（図 3-9）．

　便意を感じるところから排泄するまでの詳細なメカニズムはもう一度教科書や専門書で復習してもらいますが，日常生活場面において「排泄する」に関するいくつかの例をあげて説明していきます．図書館や本屋に行って，本を眺めたり，本の香りを嗅ぐとたちまち便意を催したりすることはよく体験することです．また腰部を中心にマッサージしたり，腰背部に温かいタオルやカイロを当てると気持ちよくなり，便意を催したりすることがあります．これらは排泄が副交感神経優位な状況で行われている行為であることがわかります．一方でいつもと異なる場所で排泄をしなければならない

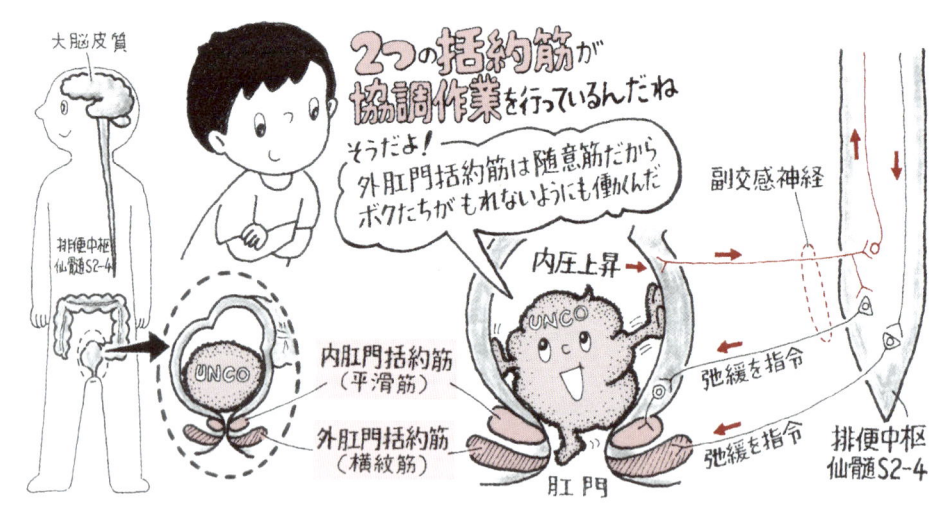

図3-9 排泄にかかわる神経と括約筋

とき，人の気配を少しでも感じると緊張して，さっきまで感じていた便意が急に止まってしまったり，排便がみられなかったりすることもしばしばあります．このような日常的に起こる状況を排泄の仕組みとともに考えていくと「排泄する」という行為が生理学的な機能だけでなく，心理的，あるいは環境面からの影響を大きく受けていることを学生は次第に気づいていきます．

3 「排泄する」場の住文化的意味を考える

　　日本の住まいは，「表と裏」，「ハレとケ（日常，非日常）」など日常生活の場を分けて捉える考え方があります．排泄の場は，裏であり，ケに相当します．つまり排泄行為は不浄や汚れ，暗さなどの否定的なイメージを招き，人目につかないよう裏側で遠慮して行う習慣が形成されていることがあげられています．しかし最近では，排泄の場を取り巻くイメージは明るく，きれいで衛生的など大きく変化してきています．
　　近代的な日常生活を送っている学生自身が，療養者の気持ちに近づき援助を考えられるように演習課題の設定は重要です．

演習課題　排泄する

①日常生活のなかで排泄に関することを観察してみよう．
　あなた自身の食事内容と排泄について，1週間観察してみよう．あなた自身が快適に排泄を行うために心がけている 行動やこだわりについて考えてみよう．
②病室で床上排泄をすることについての気がかりについて考えてみよう．
　あなたは検査のため入院が必要となり，4人部屋に入院することとなりました．検査後ベッド上安静の指示を医師から出されたため，今日1日ベッド上で排泄しなければならなくなりました．さて，あなたはどのようなことが気がかりですか．自分のなかで気がかり

なこととその理由について，優先順位の高いものから順に記述してみよう．
③ベッド上で便器を当ててみる，当てられてみる体験をしてみよう．
　ベッド上で排泄する際の不自由な点や介助の際に注意すべき点について体験してみよう．また尿器や便器など，いろいろな排泄用具を用いてどのような姿勢が行いやすいのか，援助する際にはどのような工夫が必要か，考えてみよう．

　今回は3つの演習課題を提示します．1つは，日常生活のなかで自らの排泄内容について観察することを説明します．排泄内容の観察では開封，色や形，ニオイなど，1週間の記録を行うよう説明します．また排泄が食事や運動とどのように関連しているのか，こだわりや排泄習慣について分析していきます．2つめは，入院によって床上排泄が余儀なくされる状況におかれたときにどのようなことが気がかりかを考えてもらいます．それらの体験を通して，援助を受ける人への身体的，心理的，社会的側面から排泄の援助を行ううえで気をつけなければならないことについて考えるきっかけをつくっていきます．3つめは，ベッド上で排泄することに関する体験です．患者体験，看護した意見を通して排泄しやすい姿勢，排泄しやすい環境について，援助される側がどのようなことが気になるのかを考えていきます．

4 │ 自らの日常生活における「排泄する」に着目した観察体験

　学生には，まず自分自身の1週間の食事と排泄実態について観察・記録し，分析してもらいました．レポートを書くにあたり，快適な排泄を行うための実際の行動や排泄についてスケッチしてもらいました．以下にAさんのレポートをご紹介しましょう（図3-10）．

　Aさんは，食事はしっかりとる，水分をよくとる，階段をよく使う，腹部を温めて寝るなど，快適な排泄につながるために自分自身が工夫をした点について記録しています．食事と排泄の記録は，排便回数だけでなく，性状，色，形状について細かく記録していました．食事は，ただ内容のみを記録するだけでなく，食事量の分析も加えられていると，食事と排泄の関係の新たな気づきにつながったのではないかと指導しました．

　学生は，自らの生活の仕方と排泄状態について改めて観察・記録することで，生活ストレスの状態と排便の性状との関係など，普段何も考えずにいたことについて，とても興味深い学びができたレポートとなりました．学生は，最初はただ記録することだけにとどまっていた内容も，分析を加えることで，自らの生活のアセスメントにつながったとも述べていました．今回の取り組みは，実際の患者さんの状態を把握しアセスメントを行ううえでとても重要であることを学生たちは気づきます．

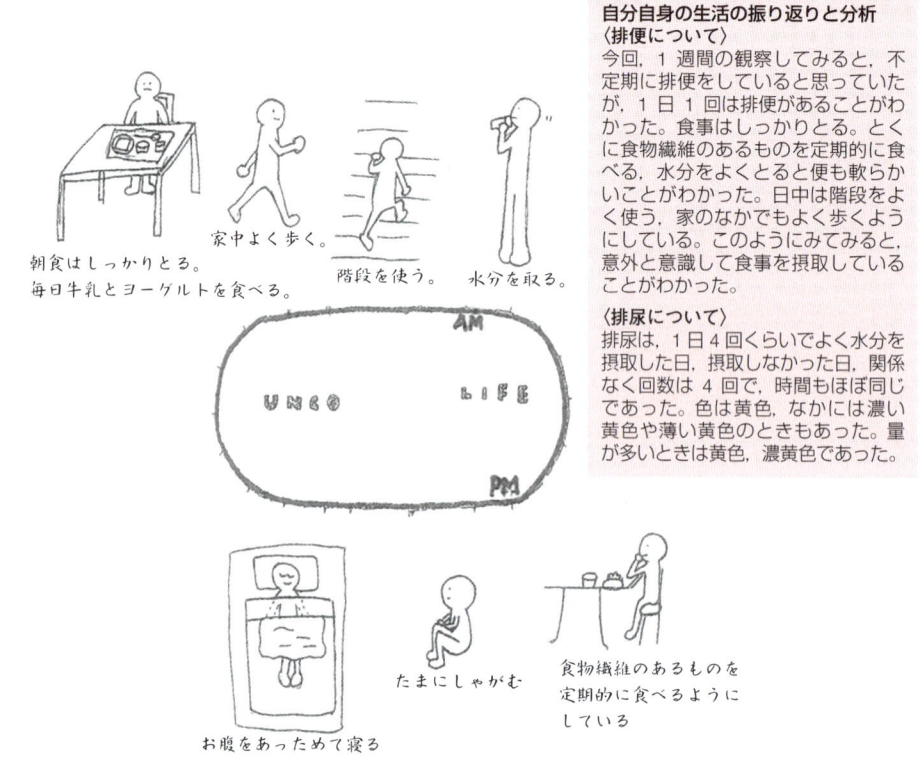

自分自身の生活の振り返りと分析
〈排便について〉
今回，1週間の観察してみると，不定期に排便をしていると思っていたが，1日1回は排便があることがわかった。食事はしっかりとる。とくに食物繊維のあるものを定期的に食べる，水分をよくとると便も軟らかいことがわかった。日中は階段をよく使う，家のなかでもよく歩くようにしている。このようにみてみると，意外と意識して食事を摂取していることがわかった。

〈排尿について〉
排尿は，1日4回くらいでよく水分を摂取した日，摂取しなかった日，関係なく回数は4回で，時間もほぼ同じであった。色は黄色，なかには濃い黄色や薄い黄色のときもあった。量が多いときは黄色，濃黄色であった。

朝食はしっかりとる。
毎日牛乳とヨーグルトを食べる。
家中よく歩く。
階段を使う。
水分を取る。
お腹をあっためて寝る
たまにしゃがむ
食物繊維のあるものを定期的に食べるようにしている

一週間の食事と排泄についての観察記録

日にち	5/7（木）	5/8（木）	5/9（土）	5/10（日）	5/11（月）	5/12（火）	5/13（水）
食事内容	昼 ラーメン 夜 やきソバ 間 くるみパン ソーセージパン、ポテトサラダパン、ジュース、お茶、ガム、あめ	朝 パン（ジャム＆マーガリン） 昼 天津飯、みそ汁 夜 まきずし、サラダ、スパゲティ 間 チョコ1つ クッキー2枚 アイス、餅、ガム、あめ、お茶、ジュース	朝 パン、マーガリン、ピーナッツ、ヨーグルト、シュークリーム 昼 パン 夜 サラダ、オムライス、ゼリー、スパゲティ 間 パン、ゼリー、ガム、あめ、ぐみ、お茶、紅茶	朝 パン（ジャム・マーガリン） 昼 ご飯、みそ汁、マヨネーズポテト、もやしいため、ゼリー 夜 サラダ、オムライス、ゼリー 間 ガム、お茶 モンブラン	朝 パン（ジャム・マーガリン） 昼 ごはん（ふりかけ）、コロッケ、もやしいため 夜 ごはん、みそ汁、とうふとしいたけのあんかけ 間 がむ、あめ、アイス、パン、お茶、おかし、ゼリー	朝 パン（マーガリン、ピーナッツ）、ヨーグルト（ブルーベリー） 昼 やきめし 夜 みそ汁、ごはん、いためもの、ポテトサラダ 間 じゃがりこアイス、パイの実、お茶、りんご こんにゃく	朝 パン（ピザ風）、ヨーグルト（ブルーベリー） 昼 月見うどん 夜 やきそば、ポテト、サラダ 間 あめ、お茶、ポッキー
排泄の回数・性状	排尿 朝、夜各1回 多目、黄 排便 昼1回 バナナ	排尿 朝、夜各1回 昼 各2回 多目、黄 排便 なし	排尿 朝、夜各1回 昼3回、少目、黄色 排便 夕方1回 バナナ	排尿 朝、夜各1回 昼2回 多目、黄色 排便 夜1回 バナナ	排尿 朝、夜各1回 夜中1回 多目、黄色 排便 朝1回 下痢	排尿 夜中、朝、昼、夜各1回 多目、黄色 排便 朝、夜 各1回 下痢	排尿 朝、夜各1回 昼3回 多目、黄色 排便 なし
排泄物のスケッチ	バナナタイプ		バナナタイプ	バナナタイプ	ドロドロタイプ	ドロドロタイプ	

※学生の承諾を得て掲載

図 3-10　快適な排泄を行うための自分自身の生活

5 | 床上排泄における気がかりを考える

　　自分が病室で床上排泄をすると仮定し気がかりとなることとその理由について，優先順位をつけてレポートしてもらいました．学生によって順位はさまざまですが，4人部屋で排泄しなければならないことの気がかりは，「ニオイ」「音」，次いで「排泄した後の周囲の目」「排泄するタイミング」「排泄物，排泄物による汚れ」をあげていました（図3-11）．4人部屋という環境においては「排泄した後の周囲の目」「排泄するタイミング」など同室者に対する影響について分析していました．「排泄物，排泄物による汚れ」では，自分自身の排泄物を見られること，床上排泄によるシーツ汚染なども気がかりな場面として記述されていました．「排泄が患者のプライバシーに影響を及ぼすだけでなく，羞恥心，自尊心にも影響を及ぼす行為であることを再認識するきっかけとなった」と考察した学生もいました．これらは，演習課題で想定した場面においてイメージで捉えた内容ですが，実際の体験で学生がどのように感じたのかをみていきましょう．

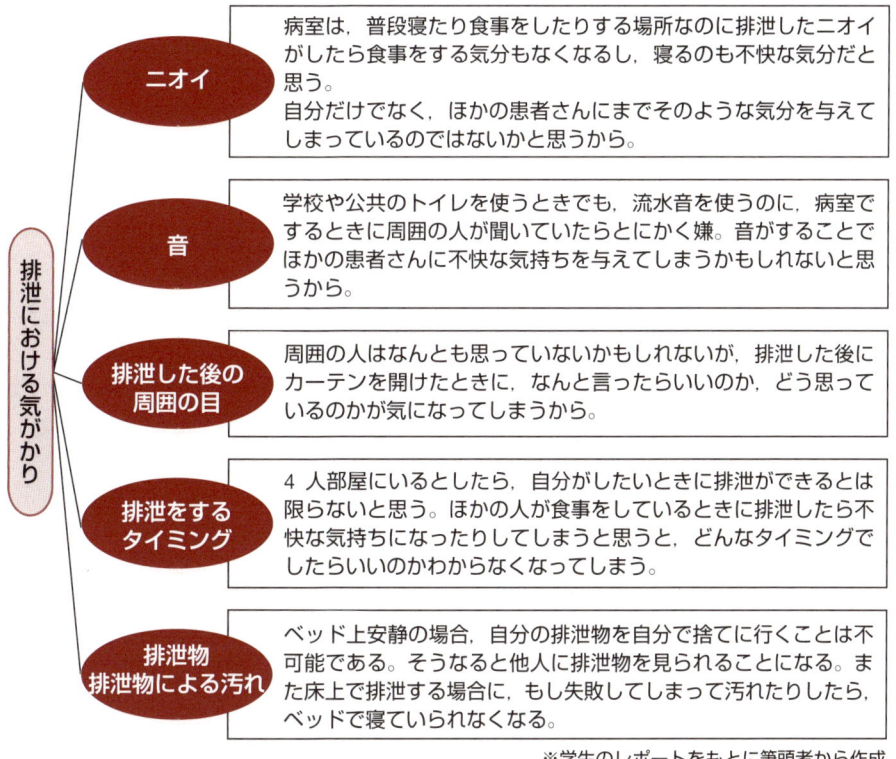

排泄における気がかり

- **ニオイ**：病室は，普段寝たり食事をしたりする場所なのに排泄したニオイがしたら食事をする気分もなくなるし，寝るのも不快な気分だと思う。自分だけでなく，ほかの患者さんにまでそのような気分を与えてしまっているのではないかと思うから。

- **音**：学校や公共のトイレを使うときでも，流水音を使うのに，病室でするときに周囲の人が聞いていたらとにかく嫌。音がすることでほかの患者さんに不快な気持ちを与えてしまうかもしれないと思うから。

- **排泄した後の周囲の目**：周囲の人はなんとも思っていないかもしれないが，排泄した後にカーテンを開けたときに，なんと言ったらいいのか，どう思っているのかが気になってしまうから。

- **排泄をするタイミング**：4人部屋にいるとしたら，自分がしたいときに排泄ができるとは限らないと思う。ほかの人が食事をしているときに排泄したら不快な気持ちになったりしてしまうと思うと，どんなタイミングでしたらいいのかわからなくなってしまう。

- **排泄物　排泄物による汚れ**：ベッド上安静の場合，自分の排泄物を自分で捨てに行くことは不可能である。そうなると他人に排泄物を見られることになる。また床上で排泄する場合に，もし失敗してしまって汚れたりしたら，ベッドで寝ていられなくなる。

※学生のレポートをもとに筆頭者から作成

図3-11　床上排泄における気がかりに関する学生の意見

6 | 介助を「する側」「される側」の体験からの気づき

「便器を当てられる」患者役の体験では,「バスタオルで隠されていると思っても見られている気がして恥ずかしい」「自分が思う以上に人から見られているのではないか」,また「下着を下ろすことで見られたくない部分を見られる行為である」とレポートされていました.次に実際に便器を当てられて感じたことは,「便器は排泄物をちゃんと受け止めてくれるのだろうか」「汚れないか心配」「ベッドの挙上角度によっては仙骨部に便器があたって痛いので,こんなに痛くては排泄どころではない」とレポートされていました.また「自分たちがイメージしていた以上に床上での排泄が苦痛であり,できるだけ排泄を我慢したい患者の心理を理解できた」と記述していました(図3-12).

一方で便器を挿入する看護師役の体験では,「タオルケットなどの掛け物,カーテンが患者さんのプライバシーを保持するためには重要な役割であることを再認識した」とレポートされていました.また「それらをどのように効果的に使うことが患者の苦痛を最小限にできるかがキーとなる」とレポートされていました.カーテンの開閉,タオルケットや下着を移動させるときにどのように声をかけるか,そのタイミングも重要になります.とくにベッド上で生活している患者にとってはプライバシーの確保を行うためにカーテンは重要な役割をもっているものであり,その開閉については,慎重に行うべきであるといえます.

「介助する者がもたもたしていると介助を受ける側は不安が余計に増強する」「患者

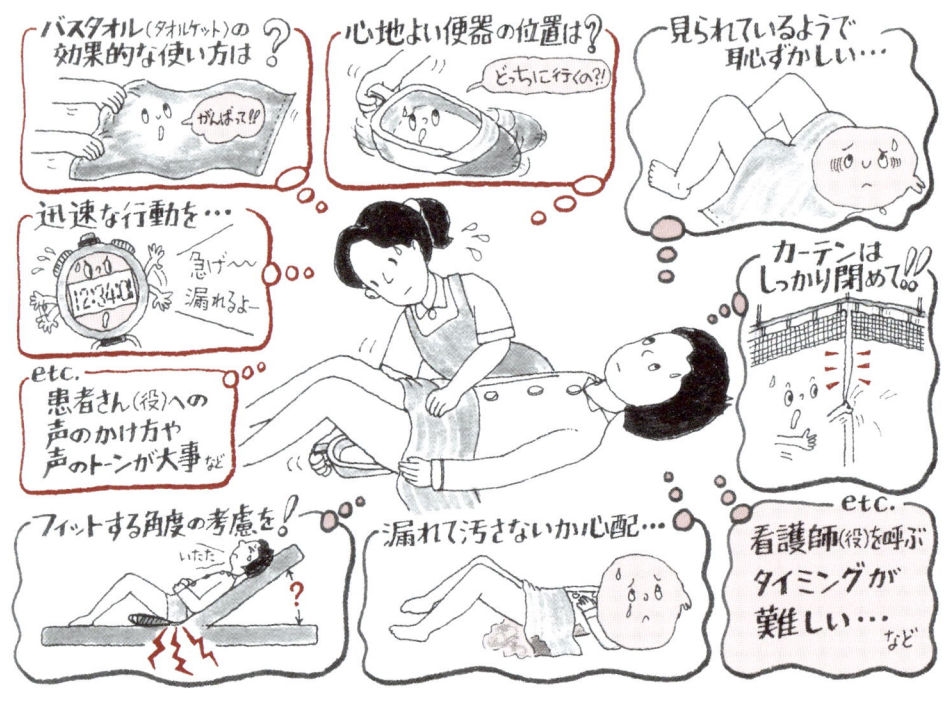

図3-12 介助する側,介助される側の体験からの気づき

さんの尿意や便意を我慢させてしまうことにならないか……」との記述もありました．介助する側の手技が援助を受けている人にとって非常に重要であることを指摘しています．また「便器挿入時に患者役がよいと感じる位置がなかなか決まらず苦戦した」と記述した学生は，人それぞれに身体にフィットする位置やベッドの傾斜角度が異なるのではないかと考察していました．介助する側が解剖生理の知識を十分にもって援助を行わなければ，対象者に対して苦痛を与えてしまうことを学生は痛感したようです．

7 | 排泄姿勢と排泄のしやすさへの援助とは

　学生たちが行った演習結果から，どのような姿勢が排泄しやすいのかについて，図3-13 を提示しながら解説します．仰臥位よりも，ギャッジアップをしたほうが腹圧をかけやすいのはなぜか，その根拠を理解して援助することの重要性を述べていきます．仰臥位の姿勢では，腹圧のかかる方向が尿路や肛門部の軸と遠ざかるのに対して，ギャッジアップ 30〜45°の姿勢では，腹圧のかかる方向が尿路や肛門部の軸と近くなること，さらに重力の影響が加わることで努責しやすくなることを説明します．便器挿入を体験したときの感覚だけではなく，エビデンスを明確に示すことで，学生の納得の仕方が異なってきます．看護技術の教科書では，床上排泄時の姿勢についての記載はあまり具体的にされていないのが現状です．今後さらにケアに応用できる研究成果が大いに期待されるでしょう．

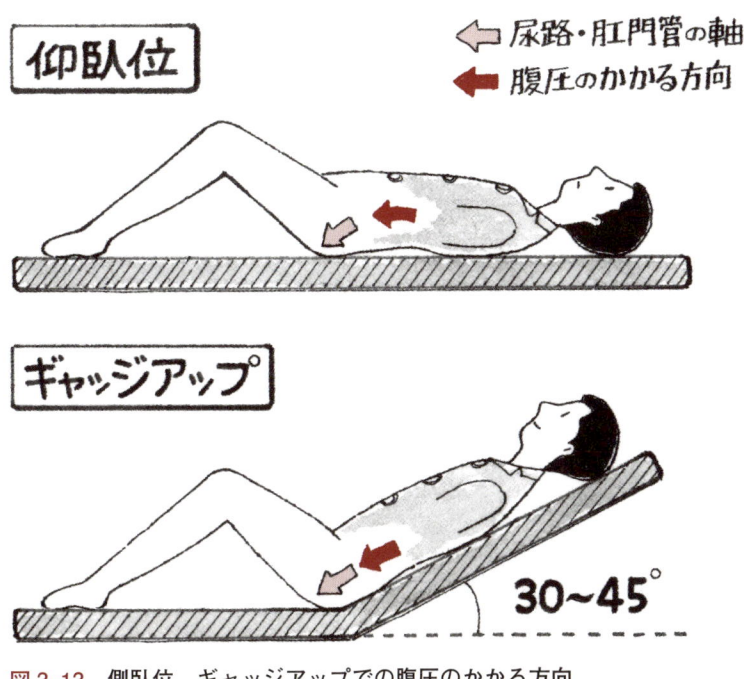

図3-13　側臥位，ギャッジアップでの腹圧のかかる方向

8 | 環境調整を重視した「排泄する」への看護援助とは

　「排泄する」ことは，日常生活のなかでもプライバシーが強く求められ，秘密性が高く，「場」に依存する行為です．対象者のプライバシーへの配慮，同室者や周囲の者への気兼ね，心身の苦痛軽減など，援助する側がどのように環境調整を行っていくかが重要となります．ここでは，排泄を行うために求められる環境調整のポイントを8つあげてみましょう．

① できる限り独りになれる環境の演出
② 対象者が気兼ねしない排泄のタイミングづくり
③ 対象者が安心して排泄できる環境づくり
④ 清潔感のある排泄用具の準備
⑤ マスキング効果を利用した音への配慮
⑥ 空気清浄機や換気を利用したニオイへの対処
⑦ 対象者の爽快感をもたらす工夫
⑧ 対象者の労をねぎらう声かけ

　以上のような点に気を配ることは，患者の「人間の尊厳」を守ることへとつながります．これらの援助は，看護技術の基本なのです．

　図3-14は「排泄する」にかかわる看護援助技術と，それによって得られる効果についてまとめたものです．とくに「排泄する」の援助を考えるうえでは，生活者としての人間理解は不可欠です．とくに排泄という行為自体が自尊心や羞恥心と直結しているので，援助者との信頼関係が不可欠となります．そのために必要な「アセスメント」に基づき，対象個々の機能や能力にあった「援助技術」の選択によって，「代謝産物の排出」をもたらし，「爽快感，安心感」を与えることが可能となります．さらに排泄することに関連する「消化吸収機能の促進」，ひいては「安心，リラックスの効果」「活力の回復」などが生み出されるといえます．

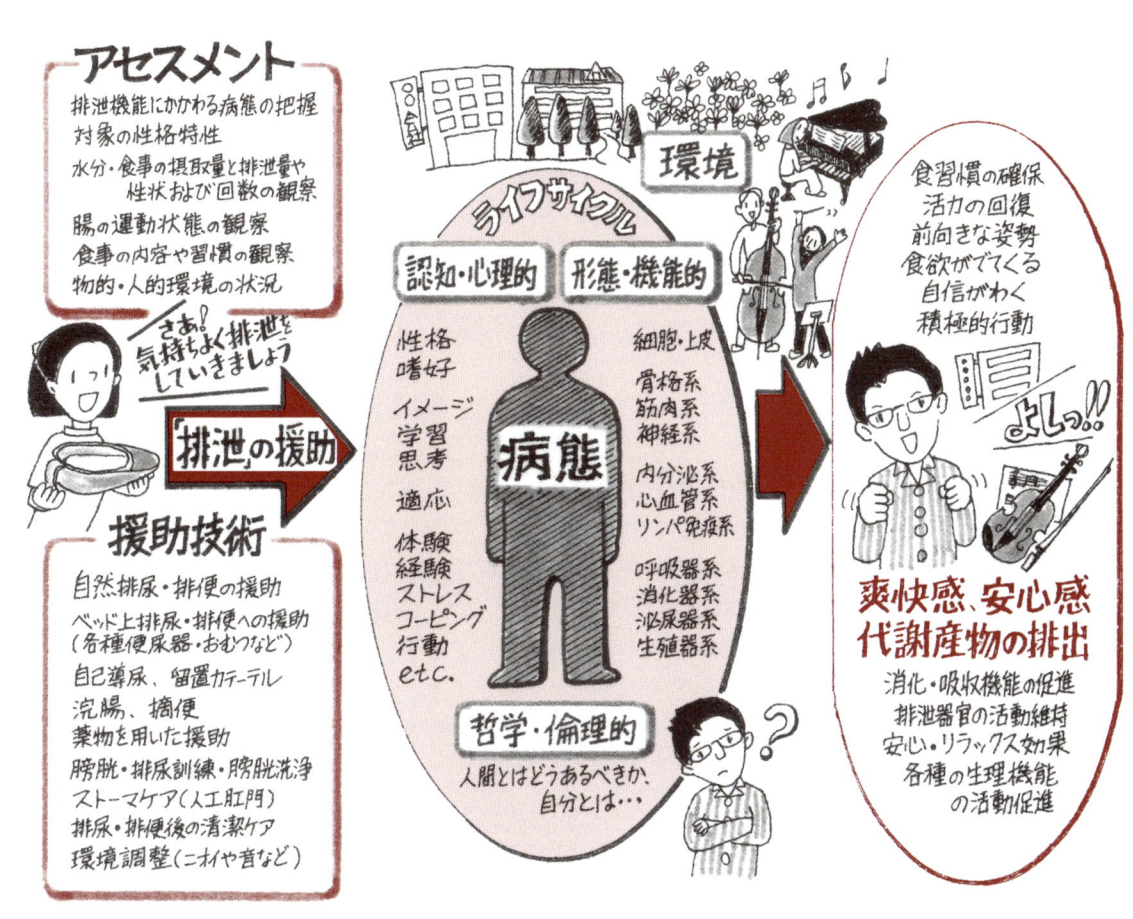

図 3-14 「排泄する」の看護援助

参考文献

1) 藤崎 郁, 任 和子 (編) : 系統看護学講座専門分野 I　基礎看護学[3]基礎看護技術 II, 第 15 版. 医学書院, 2009.
2) 川口孝泰 : ベッドまわりの環境学. 医学書院, 2002.
3) 寄藤文平, 藤田紘一郎 : ウンココロ―しあわせウンコ生活のススメ. 実業之日本社, 2005.
4) 西村かおる : コンチネンスケアに強くなる排泄ケアブック. 学習研究社, 2009.
5) 川口孝泰, 佐藤蓉子, 宮腰由紀子, 他 : リンクで学ぶ看護基本技術ナビゲーション―排泄の援助技術. 中央法規出版, 2005.
6) 菱沼典子 : 看護形態機能学―生活行動からみるからだ, 第 3 版. 日本看護協会出版会, 2011.
7) 坪井良子, 松田たみ子 : 考える基礎看護技術 II, 第 3 版. ヌーヴェルヒロカワ, 2007.

コラム | column

学びのサイクルを活性化する演習課題

　「排泄する」の演習課題を考えるうえで，重視したのは学びのサイクルです．学びのサイクルでは観察学習，体験学習から実践につなげていくことを強化していきます．提示した課題は，観察学習〈生活体験が少ない学生が自らの生活を観察する〉，体験学習〈入院した場面を想定し床上排泄における気がかりを考える〉〈床上排泄を体験する〉，これらは実践に結びつけていくために欠かせない学習内容だと考えています．

　とくに大切にしたことは生活体験が少ない学生に対して，いかに自らの生活を客観的に観察する目を養うかです．快適な排泄環境が当たり前の世のなかで生活している学生は，自動的に流れる機能が付加された便器を使用する機会が増えると，自分自身の排泄物を見る習慣が減ってきているようです．そのため排泄内容の観察では回数だけでなく，色や形，ニオイなど，毎回便器をのぞいて観察するように説明します．また観察は具体的にスケッチをしてもいいこと，排泄に影響していると思うことについても記述してみるように説明しました．また「排泄する」をイメージすることと実際に体験することも関連づけられるように，課題を提示しました．これはただ床上排泄を体験するのではなく，援助される側の気持ちをイメージしたうえで，体験することに大きな意味があると考えました．これらの演習課題を通して学生たちは身体的，心理的，社会的側面から排泄援助を受ける対象者の理解を深めながら援助を考えるきっかけづくりにつながっていきます．

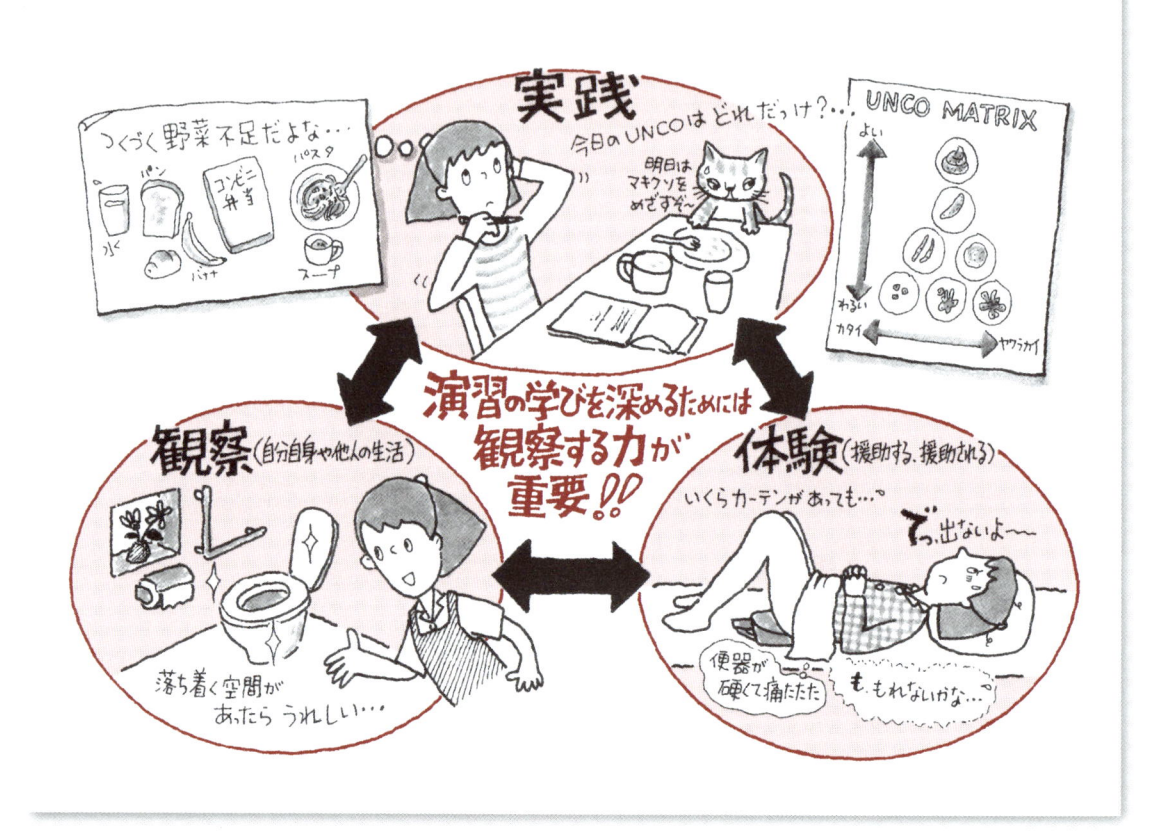

3 活動する，運動する

　人間は，睡眠中でも寝返りをして動いています．筋肉を収縮させることで体循環を維持したり，神経系の調整や休養などを行っています．著者が看護学を学んでいたころには，病気にかかると「安静」「保温」が第一とされていました．しかし，リハビリテーションの概念がこの30年ほどの間に医療のなかに浸透し，現在では活動や運動を早期に実施することで，原疾患に付随して生じる合併症を防げるようになりました．このことは，早期離床とも関連し，原疾患の改善にもつながる重要な手段となっています．

1 人間が「寝たきり」になるとどうなるのか

　図3-15は，何らかの原疾患が原因で「寝たきり」になってしまった場合に生じる合併症について示したものです．これらの徴候は別々に現れるのではなくて，同時進行で現れてきます．これらの症状が複数みられた場合が，廃用症候群と呼ばれるものです．

　廃用症候群の状態は，無重力の宇宙空間で暮らす宇宙飛行士にも同じようなことが起こります．宇宙空間では体重を支える必要がないので，骨や筋肉の衰えが顕著となります．これらを予防するために，宇宙での滞在中は，地球の重力環境に戻った際に環境への不適応が起こらないように，毎日約2時間～2時間半の運動が課せられます．しかし，長期滞在した場合，1日に2～3時間の運動メニューのみでは，骨や筋

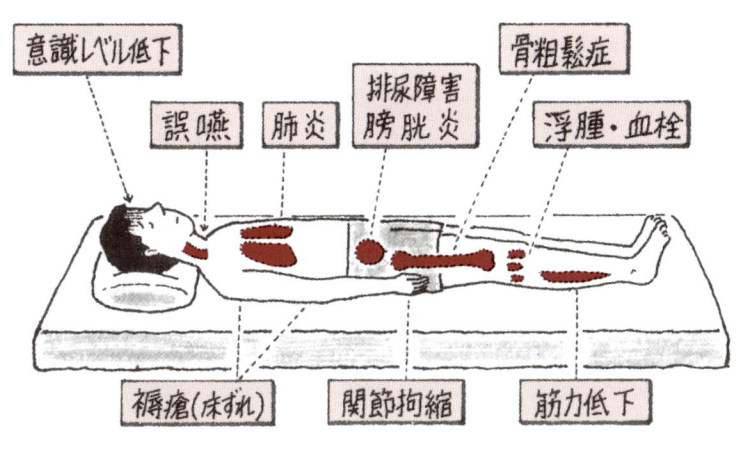

図3-15　廃用症候群とは

肉の衰えを避けることはできません.

　宇宙飛行士の野口聡一さんは，15日間の宇宙飛行を終えて地球に帰還した際，自身の著書のなかで「自分の家で2階にあがるのも，山登りのようにきつかった」と記しています．帰還後に，骨折をしてしまった宇宙飛行士もいます．骨の減り方は，地球上で暮らしている骨粗鬆症高齢者の10倍以上ともいわれています．宇宙での長期滞在においては，廃用症候群の予防に向けた運動プログラムの開発や，食事や睡眠などの日常生活上の工夫が大きな研究課題となっています．ちなみに3か月間の長期滞在中の若田光一さんは，そのために対処法の1つとして「骨粗鬆症治療薬」を週に1回服用していたそうです．

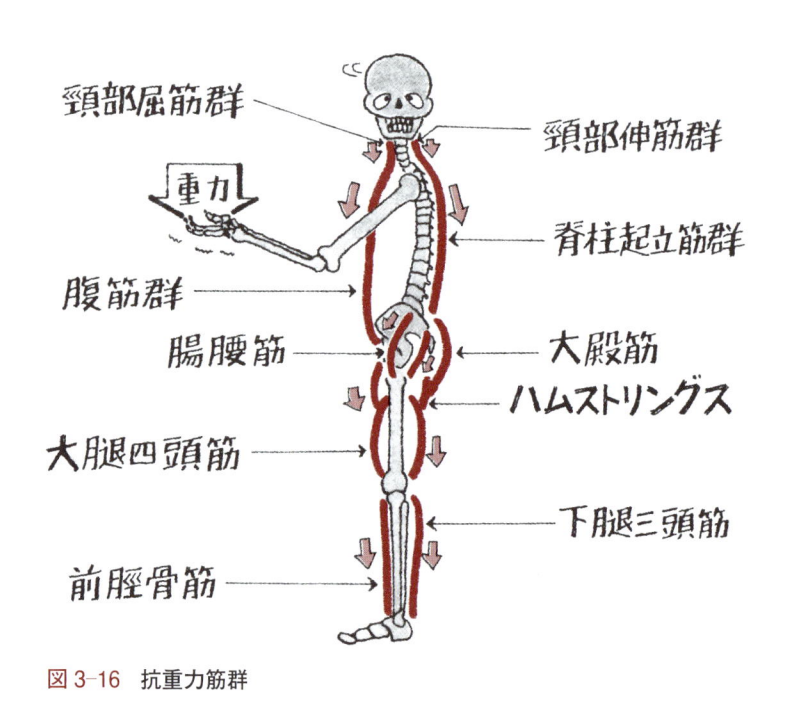

2 ｜ 生活姿勢と人体の抗重力メカニズム

　抗重力筋群とは地球上で生活する際，私たちは常に重力の影響を受けて生活しています．この重力に対して，姿勢を保持するために，運動していなくても緊張を余儀なくされる筋肉があります．この筋肉のことを，抗重力筋群と呼んでいます．抗重力筋群の衰えや発達，過度の疲労などに起因する身体バランスの崩れは，腰痛や肩こり，けがや障害を引き起こす原因となります．

　抗重力筋群は，図3-16に示すように，大きく分けて7つの筋肉群によって構成されています．頭頸部を支えている「頸部屈筋群・頸部伸筋群」，背骨をまっすぐさせるための「脊柱起立筋群」，腹部の前側を支えるための「腹筋群」，お尻を上げ下半身の安定を整える「大殿筋」，腰椎と大腿骨を結ぶ「腸腰筋」，骨盤と下肢の連結を維持し膝を

図3-16　抗重力筋群

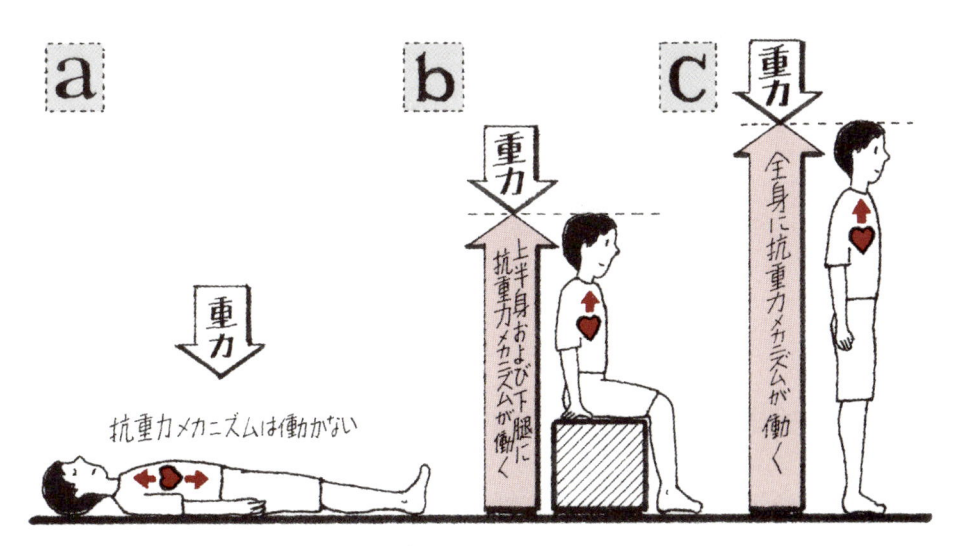

図3-17 日常生活での抗重力メカニズム

伸ばすための「大腿四頭筋・ハムストリングス」，足首を制御して身体の前後バランスをとるための「前脛骨筋・下腿三頭筋」などによって成り立っています．これらの筋肉群の相補的な活動によって，抗重力バランスを保っています．このメカニズムのことを称して「抗重力メカニズム」と呼んでいます．

　図3-17に示したのは，日常生活でみられる基本的な生活姿勢と，抗重力メカニズムの関係です．仰臥位(a)の場合には，抗重力メカニズムが機能しないために，筋肉は衰えていく一方です．座位(b)の場合には，上半身と下腿の抗重力メカニズムが機能し，立位(c)の場合には，全身の抗重力メカニズムが機能します．対象となる患者の状態が許す限り，臥位よりは座位，座位よりは立位など，体位の移動を積極的にケアのプログラムに導入し，抗重力メカニズムを機能させることが，廃用症候群予防のためには重要な看護ケアとなります．

演習課題　活動する，運動する

① ベッド上で安楽な姿勢をどこまでキープできるだろうか，体験してみよう．
　想定するのは，自ら動けない人です．はじめにベッド上で安楽だという体位になってもらいましょう．時間経過と共に，対象者の訴えに応じて体位を換える支援をしてください．なぜ体位を換えたのか．換えたら，安楽さがどのように確保できたか．などを聞いてみよう！

② ベッド上で対象者に関節運動を試してみよう．
　上肢や下肢の関節可動域運動を実際に体験してみよう．「する側」あるいは「される側」になってみる体験を通して，立場が異なった場合での印象を話しあってみよう．レポートでは，関節可動域運動がどのようなものかを調べ，自分たちが行ったものと比較してみよう．くれぐれも無理な可動域運動はしないこと！！

今回の演習課題は，2つの演習課題です．1つ目は，人間が寝たきりになってしまったときを想定して，活動や運動を停止してしまったらどのようになるかを，簡単に実感してもらうために設定したものです．演習課題の事前説明のなかで取り上げた廃用症候群を意識し，かつ適切な文献を用いた論理的レポートを期待します．2つ目は，援助を受ける立場と提供する立場の違いを体験することで，他動的な運動の際に配慮すべき幾つかに気づいてもらうことができればと思います．次回は，提出されたレポート内容を紹介しながら，看護援助の指針につながるようにまとめてみます．

3 ｜ 長時間同一体位体験の苦しさ

今回も早速，演習後に提出された「活動する，運動する」の体験演習に関する学生のレポートを紹介しながら，看護援助につながる基礎のキソについてまとめてみましょう．

2人のレポート例「ベッド上での臥位の継続がもたらしたものとは？」です．

〈学生 A〉

私たちの班では，同一体位でどれだけ安楽さが続けられるのか！ という実験を行いました．身体的な苦痛と精神的な苦痛に分けて，その体位でどのくらいキープできるのかについて観察しました．対象となった学生は 5 人です．その結果，5 人ともに身体的な苦痛の訴えが始まったのは 10 分から 15 分の間でした．20 分までには体位変換の訴えがあり，体位を変えました．変えた体位の種類は，側臥位になった者が 3 人，枕を使用（枕を抱く）して側臥位になった者が 2 人でした．その後も，ほぼ 10 分おきくらいに体位の変換は続きました．臥位継続による精神的な訴えが始まったのは 30 分ほど経ってからでした．臥位の体位継続を実際に体験してはじめて，想像以上に早い時期から身体的な苦痛が始まることに気づきました．

このようなテーマに近い文献で，私が非常に興味深く読んだ研究を紹介します．「音楽の心理的効果と身体に及ぼす影響」（京都大学医療技術短期大学部紀要，16 号，1996）という研究です．この研究では，ベッド上での安静仰臥位を継続する際に，リラックスする音楽を聴いている場合と，そうでない場合では，身体的・精神的苦痛にかなりの違いのあることが観察できています．英文名は，「Effects of Relaxing Music on the State of Anxiety and Physical Conditions in Compulsory Posture.」となっていました．私には，英語名のほうが研究内容を明快に表していると感じました．この研究のなかで，図 3-18 に示す結果は，私たちの班で行った結果からも推察できるものとなっていました．

〈学生 B〉

私たちは，1 時間ベッド上で臥位を続ける実験をしました．その間に体位を変えたくなったら臥位の範囲でならば自由に体位を変えることができるという条件で実験し

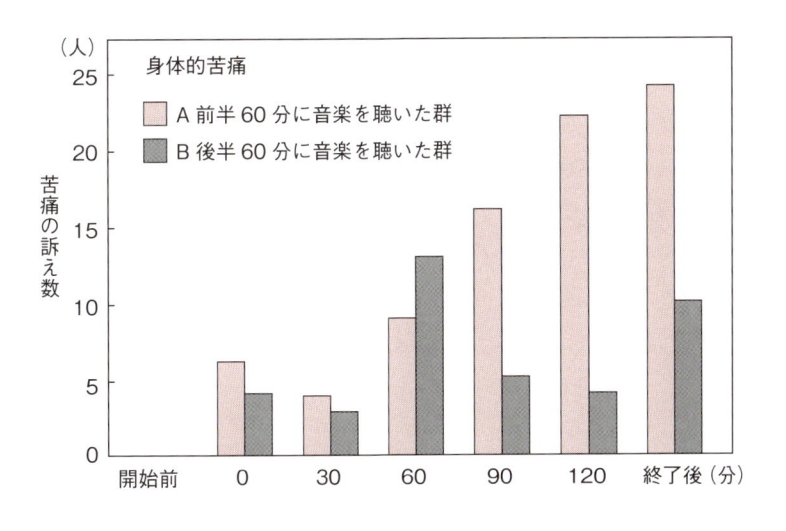

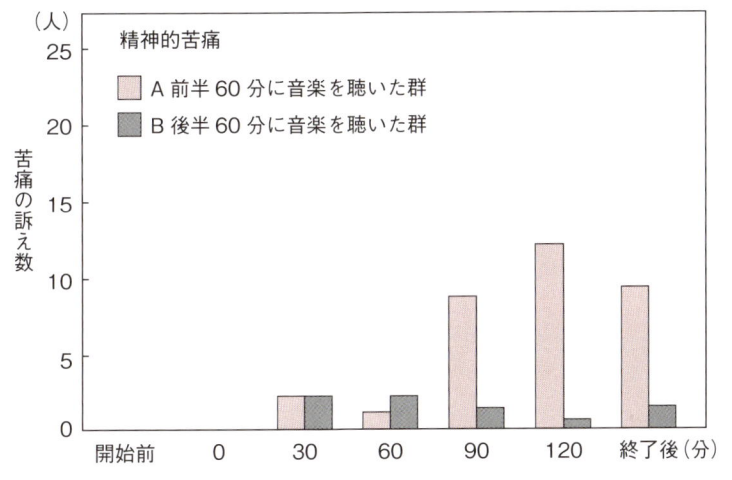

図 3-18 長時間ベッド上臥位における苦痛の訴え
(荒川千登世, 石坂真美, 今井美里, 他：音楽の心理的効果と身体に及ぼす影響. 京都大学医療技術短期大学部紀要 16：95, 1996.)

ました．最初は仰臥位からスタートしました．1時間の間で6回の体位変換がありました．いちばん長続きしたのが，約20分間，枕を抱きながら側臥位になった場合です．感想を聞いたところ，「胸に抱くものがあると精神的に安心できたから……」ということでした．私たちは，この演習課題から，身体的な苦痛は10分間前後で同一体位での継続に限界があることがわかり，その事実に驚きました．また，抱き枕を使用した際の結果のように，精神的な苦痛への配慮も，同一体位を続けざるをえない人には重要であることがわかりました．

演習前に説明された無重力環境における身体への影響の話に非常に興味をもったので「Google Scholar」で調べてみました．その結果では，宇宙開発に向けての人体の変化に関する文献は，たくさんありました．なかでも，いちばん興味深かったのは，2000～2001年にかけて，JAXAとヨーロッパ宇宙機関，フランス国立宇宙セン

ターの共同で行われたベッドレスト（長期寝たきり）の実験です．この実験は，被験者が3か月間ベッドの上で寝たままの状態でいて，身体にどのような影響があるかを調べるというもので，被験者はトイレも食事もベッドの上で行っていました．すると，寝たままの状態では大腿骨の骨密度が1か月当たり2%以上も減り，X線により砂状の尿路結石が3人に1人の割合で検出されました．宇宙で運動器具を使用しながら長期滞在した宇宙飛行士の骨密度が平均して1か月で1.5%ほど減りますので，それよりも減少率が大きいことになる……と結論づけていました．

でも，私には，このような実験は研究倫理上，人道上にも問題があるのではないのかな？　とも思いました．

以上，2人の学生のレポートを見ると，文献から自分たちの体験を裏づけるような結果を紹介しています．両方の学生共に，インターネット上で文献検索した結果を使用しています．演習の前に文献の検索方法について実演した結果，その教育効果が現れたものとして嬉しく思いました．実は，このような文献検索手段の進歩によって，わからないことが身近な手段で調べられるようになったことで，看護技術のエビデンスを保証するための重要な社会資源として活用できる時代がやってきたのです．

4 ｜ 他動的な運動支援の難しさ

その他，多くの学生のレポートでは，毎日の生活行為自体の重要性が記されていました．つまり，図3-19に示すような日常生活動作（ADL）は，1Gの地球の重力環境において生活を営んでいくためには基本的で最低限の行為・行動要素であり，日常的

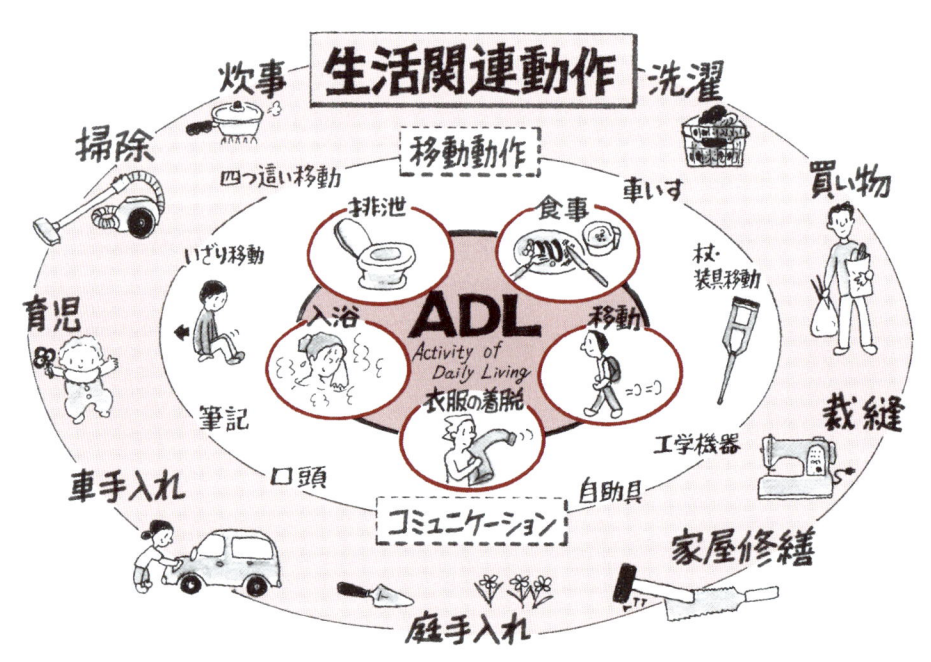

図3-19　生活関連動作

にはあまり意識せずに行っている空気のような存在です．しかし，生活者としての人間の身体機能を維持するためには非常に重要な要素であるということが，学生たちには体感できたのでしょう．つまり，疾病や何らかの障害が原因で，これらの行為・行動ができなくなってしまった人たちにとっては，このこと自体が身体を衰えさせる大きな原因なのです．つまり日常生活動作を絶やさないための援助は，看護援助の基本として非常に重要なものとなるのです．

　この学びについて，学生Cさんのレポート「他動的な運動支援の難しさ！」を例に，その専門的な技術の重要性について紹介してみます．

〈学生C〉

　演習課題の②(91頁)では，演習課題①で体験したことをふまえて，私たちは日常生活場面で頻繁に行われている手や足の運動を他動的に動かすことをやってみました．日常の生活のなかで，家族以外の他人の手や足に触れることは，あまり慣れていないので，する側もされる側も非常に恥ずかしい気持ちになりました．ましてや，何もわからないままに手探りで関節を動かすことは，簡単そうに見えて，実は非常に難しいことが発見できました．人間工学の講義や，人体の構造や機能の講義で，関節可動域の学習はしたのですが，どのくらいの力で，どこまで力をかけてよいかは，実際に経験を積んで学ぶことなのだな……と痛感しました．

　先生が来て実演してくださって驚いたのは，「こんなに力を入れて大丈夫なの？」と思うくらいのやり方でした．「無理しすぎないように……」と言うのはこのことか！とは思いました．と同時に，実際の生活場面では，大きな身体を，細い2本の足のみで支えて行為・行動をしていると考えると，実際の状況と同じくらいの負荷をかけることが大事なのだということはわかりました．しかし，これができるのには，関節や筋肉の機能や構造をわかったうえでの経験が必要なことはもちろんのこと，対象となる人の身体のことや，病態も十分に把握したうえでの援助が大事なのだな，ということがわかりました．

　2つ目の演習課題は，演習中に教員が演習に加わりながら，少し実演をして見せることも重要になります．学生たちは，教員からのアドバイスがないと，何もわからないままになってしまいます．多くの学生たちは，関節運動の方法論を文献によって調べ，今回の例で示した学生自身の感想も交えながら，その重要性をレポートとしてまとめていました．

5 ｜「寝たきり」にさせない看護援助とは

　日本は「寝たきり大国」といわれています．少し古いデータですが，1996(平成8)年度の厚生白書に掲載されたものによると，寝たきりの高齢者は，1993年の90万人から，2000年には120万人に増加し，さらに高齢者人口の急速な増加により，2010年

には170万人，2025年には230万人に達すると予想されています（http://wwwhakusyo.mhlw.go.jp/wpdocs/hpaz199601/body.html）．しかし，スウェーデンやデンマークには，寝たきりの高齢者はほとんどいません．病気やけがで一時的に入院している人や，全身麻痺の人を除くと，寝たきり高齢者の数はゼロに等しいのです．

　一般に寝たきりになる原因は，脳卒中や運動障害に起因した足の骨折が主な原因とされています．こういう病気や事故が日本においてのみ多いというわけではありません．それなのに日本では，どうして寝たきりを助長してしまうのでしょうか．そこには，社会・文化的な生活様式の違いが関係しています．そして，その原因の1つとして，床座の生活が寝たきりの温床になっていると考えられます．床座での生活では，臥位で横たえることが多い生活となります．床に身体を預けてしまうと，その状態から立ち上がるには大きな体力を必要とします．脳卒中や骨折などで，脚や手が麻痺したり，衰弱した高齢者が畳に寝かされてしまうと，起き上がれなくなってしまうケースが多いのです．それに比べて，欧米ではいす座が中心の生活なので，このような状況からは回避できます．

　また日本の家屋では，段差が多いため，車いすでの移動が難しいことがあげられます．脚が弱くても車いすを動かすことが可能であれば，ある程度自立した生活ができます．西欧諸国では，脳卒中や骨折で入院した場合，治療が終われば患者たちは直ぐにリハビリテーションセンターに移動します．入院日数が短ければ短いほど，筋力の衰えや認知症などの症状は少なくなります．養護老人ホームでも，朝起きてから夜寝るまでは車いすかソファに座って過ごすことが一般的です．しかし日本では，ベッドの上だけが自分の場所です．北欧などでは，部屋のなかで1人気ままに過ごすことも，ラウンジに出て談笑することも自由です．このことにより，人間の尊厳が保たれるだけでなく，各人のライフスタイルを楽しむことさえ可能となります．

　さらに社会資源の不足も現在の日本においては社会問題となっています．日本の公営養護老人ホームでは空きは少なく，入所を申し込んでもすぐに入ることができません．なんとか入所できても，そうした施設では，人間の尊厳を保つことができない状況もあります．入所者が車いすで動き回れるような環境でもなければ，食事も排泄もベッドの上です．これでは残された僅かな日常生活能力（ADL）すら失われてしまいます．このような現状からすると，日本の「寝たきり」は，「寝かせきり」ともいえるのでしょう．

　図3-20は，運動・活動の援助におけるアセスメント項目と，知識に裏づけられた援助技術の介入によって期待される効果を記したものです．看護のエビデンスである経験知と，科学知に裏づけられた的確な情報収集と援助計画によって，運動・活動の援助を通したQOLの向上やADLの拡大が可能となり，寝かせきりにさせないことにより，さまざまな波及効果が生まれてくるのです．これらの学習については，看護専門技術で学ぶことになります．

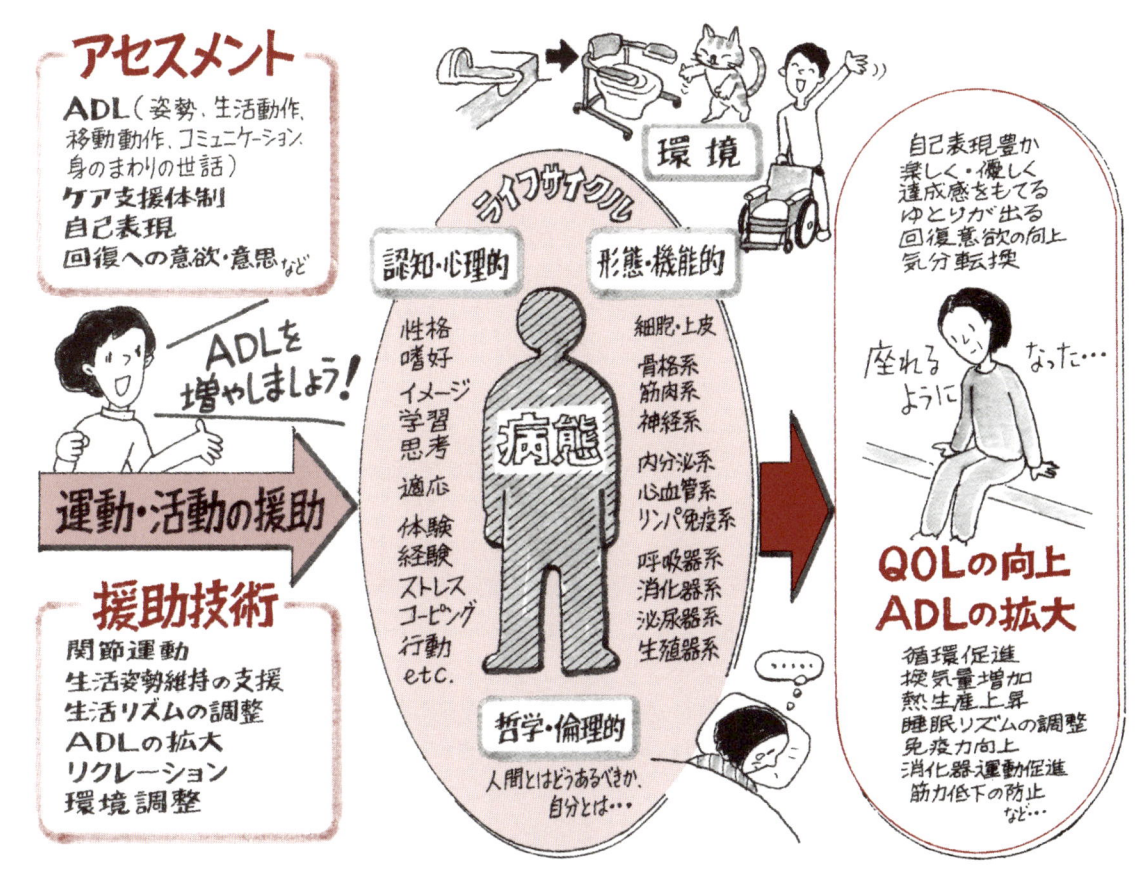

図 3-20 運動・活動の看護援助

参考文献

1) 大島 博，水野 康，川島紫乃：宇宙飛行による骨・筋への影響と宇宙飛行士の運動プログラム．リハビリテーション医学 43：186-194，2006．
2) Iwasaki K, Zhang R, Zuckerman JH, et al：Effect of head-down-tilt bed rest and hypovolemia on dynamic regulation of heart rate and blood pressure. Am J Physiol Regul Integr Comp Physiol 279：R2189-R2199, 2000.
3) 坪井良子，松田たみ子：考える基礎看護技術Ⅰ，第 3 版．ヌーヴェルヒロカワ，2005．
4) 中村隆一，齋藤 宏，長崎 浩：臨床運動学，第 3 版．医歯薬出版，2002．
5) 野口聡一，林 公代：宇宙においでよ！．講談社，2008．
6) 福永哲夫：宇宙におけるヒトの骨格筋変化．バイオメカニズム学会誌 25：24-28，2001．

コラム | column

ネットで文献検索してみよう

　体験レポートには，2つの大きな必要要件があります．1つは，体験によって得られた事実を，論理的にわかりやすく整理して表現すること．もう1つは，それらの事実の解釈を文献により行い，信頼性を高めることです．

　演習のレポートを，より論理的にできる方法の1つとして，文献検索があります．例えば今回のテーマである「活動する，運動する」に関する文献検索の手順を紹介しましょう．使用するデータベースは，国立情報学研究所のデータベースで，CiNii(サイニィ：http://ci.nii.ac.jp/ja)と略称される論文情報ナビゲータシステムです．このデータベースは，無料で論文データベースを手軽に活用できるため，非常に便利なサイトです．今回の演習課題では，「活動」と「運動」，さらには「廃用症候群」などが，検討するにあたってのキーワードとなります．そこで，廃用症候群をキーに論文検索を行ってみましょう．

　その結果，「廃用症候群」のみのキーワードでの検索結果は417件ありました．リストにあがった文献を流し読みすると，看護学の分野よりも，リハビリテーション医学および理学療法の分野において，多くの研究がなされていることがわかりました．さらに「運動」という単語をかけて「廃用症候群　運動」で検索すると，59件ありました．また，運動を「看護」に換えて検索すると，「廃用症候群　看護」で66件ありました．「運動」で検索したものと重なっている文献が多くみられました．さらに絞って「廃用症候群・運動　看護」で検索すると6件に絞られました．

　6件の抽出した文献のうちで，演習テーマにきわめて近い論文は2件ありました．一編は「古屋敦子：廃用症候群の予防のための自動運動・他動運動の援助，臨床看護 33：504-508，2007」，もう一編は「渋谷健一郎，古市照人，原田　孝，他：高齢者の運動機能の変化と不動による廃用症候群　リハビリテーションを進めるために．看護技術 46：20-27，2000」です．これらの文献は，演習の結果を考察するために重要な役割を果たす文献です．

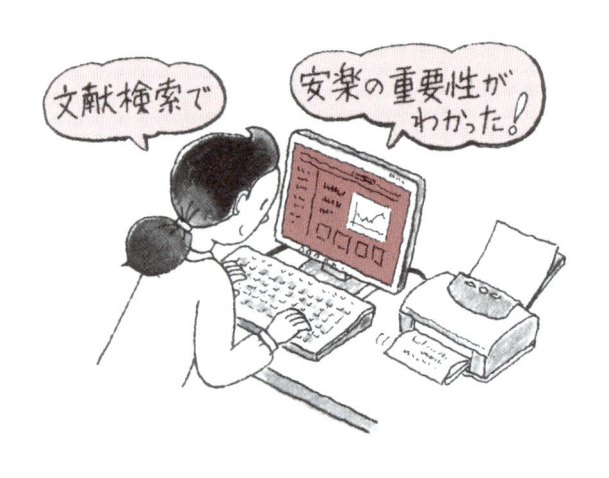

4 眠る

1 | 「眠る」ことの意義

　私たちは，活動と休息のバランスをうまくとることで，日々の健康状態を保っています．そのなかで睡眠は，休息の大部分を占める重要な営みです．

　睡眠は単なる活動の停止ではなく，人類の発達した大脳を休ませる高度な生理機能としての適応行動であり，生体防御であるといわれています．われわれ人間にとって，睡眠の質が生活の質を左右するといっても過言ではありません．

2 | 睡眠の種類とメカニズム

(1) 睡眠の種類：レム睡眠とノンレム睡眠

　睡眠には，レム睡眠（rapid eye movement sleep：REM sleep）とノンレム睡眠（non-rapid eye movement sleep：non-REM sleep）があります．レム睡眠は，周期的な眼球運動が特徴的であり，自律神経系の働きが活発で，しばしば夢を見ている状態であるとされています．新生児期では睡眠時間のおよそ半分をレム睡眠が占めますが，3歳くらいから20％前後までに減少し，50歳代以降では15％前後となります．一方，ノンレム睡眠は，バイタルサインや自律神経系の活動が低下した状態であり，成人期の睡眠の大部分（80％前後）を占めています．また，ノンレム睡眠は，睡眠の深さに応じて，段階1〜4までの4つに分類されます．

　図3-21に示すように，一般的に睡眠は，ノンレム睡眠の段階1から始まり，段階2，3，4と徐々に深い眠りとなります．その後，再び浅いノンレム睡眠を経て，レム睡眠に入ります．この一連の睡眠周期を1単位（90〜110分程度）とすると，夜間7〜8時間の睡眠では，一晩で4〜5回の周期を繰り返すことになります．

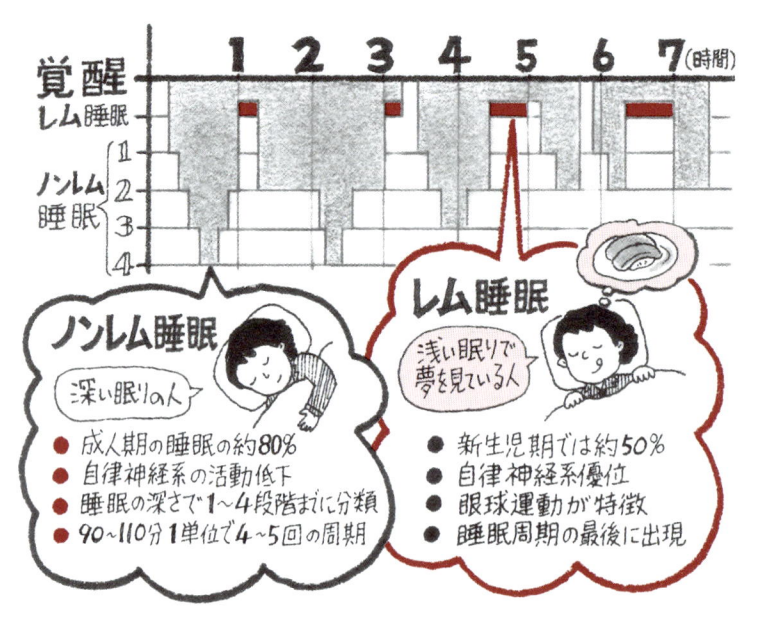

図 3-21　レム睡眠とノンレム睡眠

(2) 睡眠のメカニズム：疲れたから眠る？　夜になったら眠くなる？

　私たちの「眠る」という行為には，2つの機構が関与しています．その1つには，「疲れたから眠る」という恒常性（ホメオスタシス）による維持機構があります．この恒常性維持機構は，大脳の活動を積極的に休ませるために，体内に睡眠物質を蓄積して睡眠中枢を刺激するものです．もう1つの機構は，「夜になったら眠くなる」という生体時計としての仕組みです．疲れの有無にかかわらず，私たちが夜になると自然に眠くなるのは，この生体時計機構が大きく関与しているからです（図 3-22）．視神経から生体内に入った光信号は，生体時計としての機能をもつ間脳視床下部視交叉上核から，上頸部交感神経節，松果体に伝えられます．体内時計の働きで，朝陽を浴びてから15時間程度が経過すると，松果体ではメラトニンが産生され，その量が増大すると，視交叉上核と全身にあるメラトニン受容体に伝えられます．その結果，バイタルサインの変化としては，体温・脈拍・呼吸・血圧の低下がみられます．これらは，睡眠に適した人体の生理的変化であるといえます．

　これら2つの機構がそのときどきの状況に応じて，相互に関連しながら睡眠の質・量・タイミングを制御しているのです．

(3) 体内時計と睡眠

　本来，体内時計は25時間周期であるといわれています．この生体固有のリズムは，サーカディアンリズム（circadian rhythm）と呼ばれ，外界のリズムである24時間周期に同調するようになっています．この同調のために最も重要なものとして光があげられます．朝の陽光，つまり昼夜の光環境の変化によって，約1時間のずれがリセッ

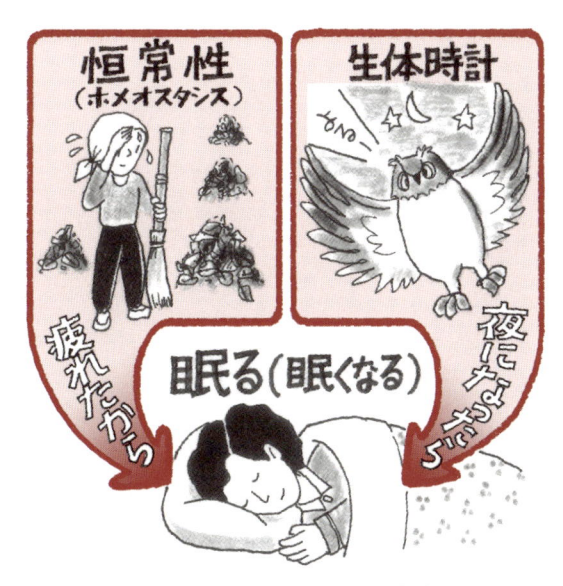

図 3-22　睡眠の機構：恒常性と生体時計

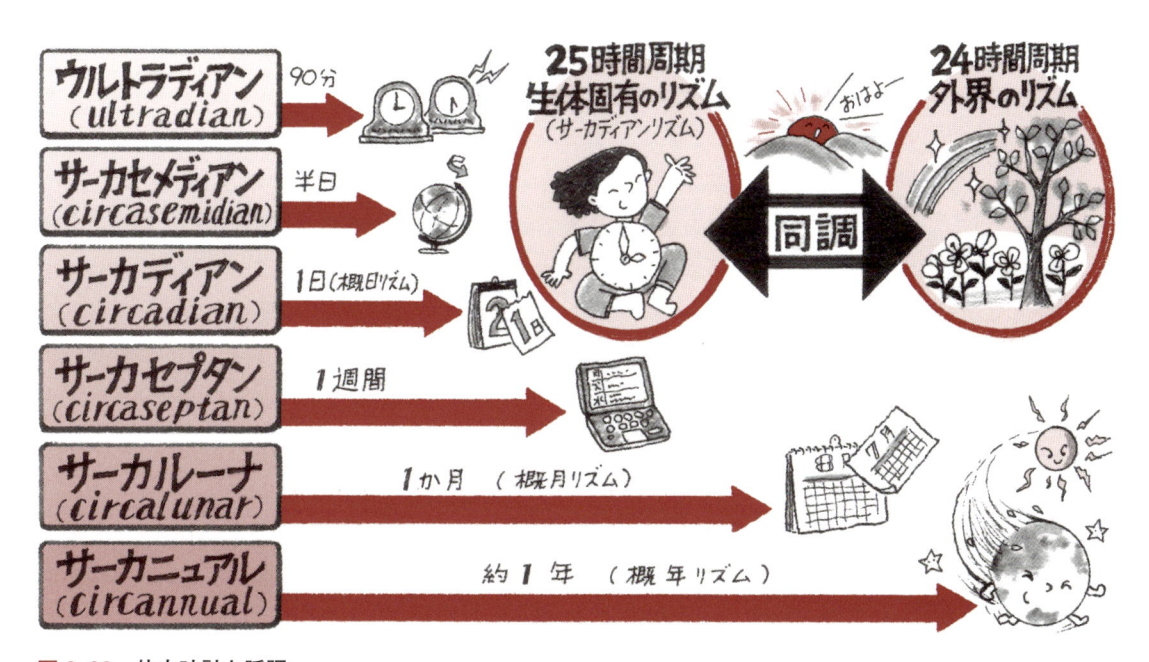

図 3-23　体内時計と睡眠

トされています（図 3-23）．その他，規則的な食事，心身の適度な活動なども，生体リズムの同調に重要な役割を果たしています．

(4) ホルモンバランスと睡眠

睡眠には，3つのホルモンが深く関与しています．それは，先にも紹介したメラトニンと，成長ホルモン，コルチゾールです．これらのホルモンは，睡眠時間を3期

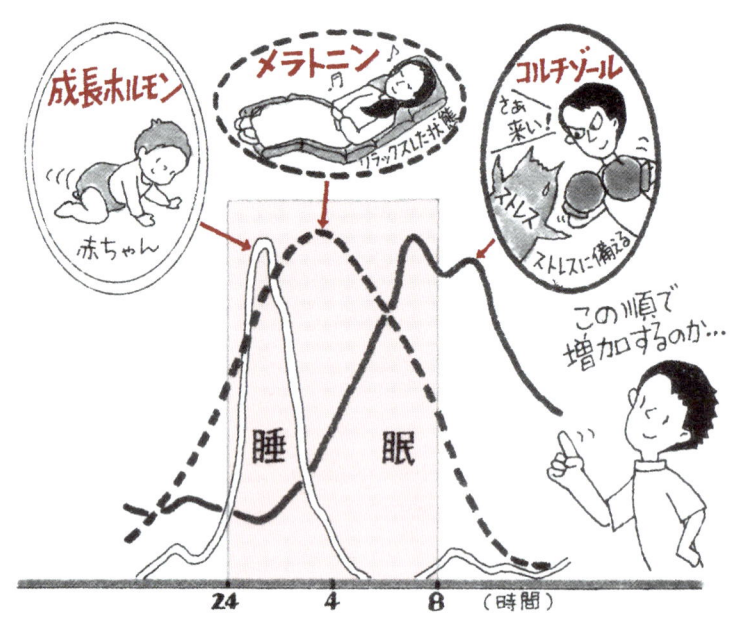

図 3-24　睡眠とホルモンの関係

（初期，中期，後期）に分けると，図 3-24 に示すように，それぞれ異なる時期に分泌のピークを迎えるといわれています．

　成長ホルモンは，脳下垂体で生産され，とくに睡眠初期に集中して分泌されます．小児では身体の成長・発達に，成人では組織の損傷修復による疲労回復に役立っています．メラトニンは睡眠中期に多く分泌され，睡眠に適した副交感神経優位の状態を保ちます．副腎から分泌されるコルチゾールは，睡眠後期の覚醒直前に最も多くなり，覚醒後のストレスに対する準備を整えているといわれています．

3 ｜「眠る」ことの社会的・文化的な意味

　睡眠は，人間の生理的機能を維持するほかに，私たちにとって社会的かつ文化的な意味をもっています．例えば，私たちが，就寝前に行う，「寝間着に着替える」「歯磨きをする」「入浴する」といった行為・行動は，意図的な眠りへの準備段階ともいえる習慣とも捉えられるでしょう．また，ひとたび朝になり起床すれば，睡眠を終えて活動を始める準備として，洗面したり，着替えたり，シャワーを浴びたり，食事をとったり，といった行為・行動をとります．これらは，睡眠そのものが私たちにとって 1 日の終わりと始まりを告げる儀式であると考えることもできます．このように，「眠る」ことは生活リズムを構成する中心的な営みといえるでしょう．

　日本文化では，夜勤従事者などの場合を除けば，睡眠は夜間に集約してとられるのが一般的です．しかし，世界各地では，分散型の睡眠形態も存在するようです．例えば，地中海沿岸を中心とした一部の地域では，昼休みを長めにとって昼寝（午睡）をするシエスタという文化があります．これは，日本人にとっては馴染みが薄いものです

が，生理的には人間の眠気が，午前2〜4時頃から12時間周期で出現することを考えれば，その生体リズムに合致している習慣であるといえます．最近では，日本でもヒューマンエラー防止や作業効率の観点から，正午から3時間程度の間に20〜30分程度の休息をとることを推奨している事例もあるようです．

4 「眠る」に関連する「看護の基本的機能」あれこれ

　学生が，「眠る」ための援助を学習する際には，以上の睡眠の基礎知識に加えて，もう一度「看護の基本的機能」について振り返り，睡眠との関連をおさえておくことが大切です．例えば「環境調整」では，「眠る」にかかわる物理的環境として，音，光，ニオイ，気候（温度，湿度，寝床内気候など），寝具など，対人的環境としては，ベッド間隔（対人距離），テリトリーやプライバシーなど，管理的環境としては，シーツ交換やベッドの点検などのキーワードをあげておきます．

　「コミュニケーション」では，睡眠を促すあるいは睡眠のニーズを引き出すためのアプローチやアセスメントの方法，同室者や医療者との交流などが提示されます．「ボディメカニクス」では，安眠や褥瘡予防のための体位の工夫などがあります．「安全・安楽」では，夜間の転倒・転落の予防や，慣れない環境下での睡眠時の対象の緊張感や不安感を軽減するための視点などがあります．「倫理」では，患者の権利として，「安全で最善の医療を受ける権利」などを守るために，例えば，長期臥床が予測される対象には，体圧分散や除圧効果の高い寝具を選択するなどの対応を提案してみます．

　もちろん，これら「看護の基本的機能」の視点は，「眠る」ための援助のみならず，その他の日常生活援助でも常に必要であることを繰り返しおさえていく必要があるでしょう．

演習課題　眠る

① 対象の「眠る」を援助するための「看護の基本的機能」をそれぞれ確認してみよう．
　既習の5つの看護の基本的機能，「環境調整」「コミュニケーション」「ボディメカニクス」「安全・安楽」「倫理」について，「眠る」ことを援助するために欠かせない要素にはどんなものがあるだろうか．話しあってみよう．

② 自宅と実習室の「眠る」環境を比べてみよう．
　自宅の寝室や睡眠環境はどのように整えられているか，自分や家族も含めて確認してみよう．もし，実習室のベッドで1泊するとしたら，どんな気がかりがあるだろうか．

③ 自分の1日の生活について，タイムスケジュールを作成し，「眠る」ことに関する習慣やこだわりについて考えてみよう．
　活動と休息のバランスについて分析してみよう．「眠る」ことにかかわる習慣やこだわりにはどのようなものがあり，それらが制限されたとき，あなたの睡眠はどのように影響を受ける（受けない）だろうか．

〈A グループのレポート(一部抜粋)〉

　私たちのグループでは，「眠る」ことに関する「看護の基本的機能」について，実習室のベッド周辺の「環境調整」に注目しました．そのなかでもとくに大事だと考えたのは，室内気候や音・光といった物理的環境です．

　実際の数値をみてみると，実習室内の温度は 23℃と適温で，湿度は 30%と低めでした．気流はほとんどなかったです．音については，騒音計を用いて大きさを測定してみました．授業で習ったように，環境基本法では，病院の音環境は昼間 50 dB 以下，夜間 40 dB 以下と定められています．しかし，私たちの測定値は常に 60 dB を超えていました．これは，演習中で騒がしかったことが影響していると考えます．そこで，休み時間にもう一度測ってみたところ，誰もいない実習室は 30 dB と静かでした．しかし，窓際に近いベッドで横になって目を閉じてみると，換気扇かボイラーのような音がして，とても気になりました．騒がしい演習中には気づきませんでしたが，静かな環境になって初めて耳障りな音が確認できました．

　このことから，患者さんにとって快適な睡眠環境とは，ただ単に基準値が守られていればよいのではなく，そこで眠る患者さん自身が主観的にどう判断するかが大切だというのが私たち A グループの結論です．今回の演習での学びを活かして，私たちは，患者さんが実際に感じていることを，患者さんから直接伺って評価できるようになりたいと思いました．

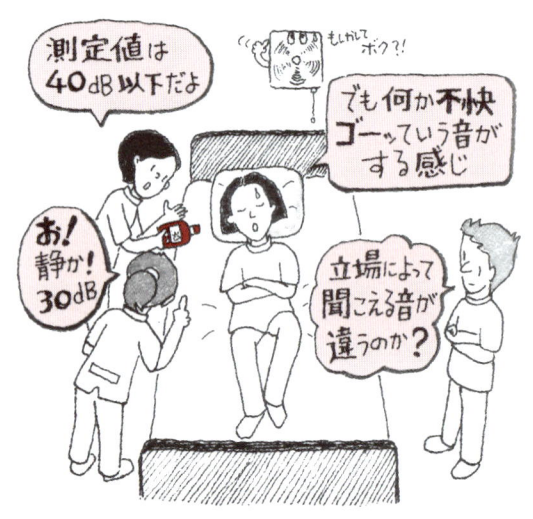

〈B グループのレポート(一部抜粋)〉

　B グループでは，「眠る」ことに関係する「安全・安楽」について考えてみた．その結果，対象の「安全・安楽」を保証するためには，「環境調整」「コミュニケーション」「ボディメカニクス」「倫理」がすべてつながって機能している必要があるという新しい発見があった．

　例えば，病院での「眠る」場面を想像してみると，まず，看護師は夜には「おやすみなさい」，そして朝には「おはようございます」という言葉をかけて，対象者に挨拶をすると思う．私たちは，その 2 つの挨拶の間の数時間に含まれる「安全・安楽」について考えてみた．まず，転倒・転落などの事故が起こらないように，ベッド柵を忘れないなどのベッドまわりの「環境調整」が大事である．夜間にトイレに行くことも考えられるので，対象者が慣れない環境でも不安なく移動できる動線をつくって，安全性

を確保しなければいけない．また，安眠のためには寝具の選択は適当か，寝具は清潔で快適か，ということも重要で，これらはすべて「環境調整」である．寝ているときの体位がリラックスできるか，無理なく安全に起き上がれるかということは「ボディメカニクス」として必要である．これらの条件が揃って初めて，対象者と看護師の間に安心感がうまれる．これは，「倫理」では，対象者の「安全で最善の医療を受ける権利」を守ることである．

このように，私たちのグループでは，「眠る」を援助するためには，これまでに学習した「看護の基本的機能」の視点がとても役立つことが理解できた．

以上のように，学生たちは「眠る」という切り口から，既習の「看護の基本的機能」を振り返り，改めてそれらの重要性を確認しています．このように，毎回の演習を通して「看護の基本的機能」と「看護援助のための基本的日常生活援助」の関係性を繰り返し押さえていくことが重要です．次第に学生たちは，看護援助に必要なこれらの縦糸と横糸の関係を，本当の意味でわかるようになっていくのです．

5 ｜「眠る」ことに関する習慣・こだわり

対象者の状況によっては，「眠る」環境は，同時に食事や排泄，清潔の場であったりもします．実習室のベッドで「眠る」ことを想定したとき，学生からは，薄いカーテンで仕切られた空間は「不安で怖い」「セキュリティに問題があるのでは」「プライバシーが保護されない」「イビキや歯ぎしりが心配」などの意見が出ました．またなかには，1日中同じ場所にいて，「『夜になったから眠る（眠くなる）』という体内時計の機構がうまく働くかどうか心配」という意見もありました．

個人レポートでは，旅行先で枕が変わると眠れないという日常体験から，枕に着目した学生もいます．同居する家族全員の枕をすべて写真撮影し，それぞれの画像に枕の特徴と家族のこだわりのコメントをつけて紹介してくれました（図3-25）．この学生の着眼点の素晴らしさは，身近な家族という個人の習慣だけでも，1人ひとり違いがあるのに，実習室の枕や寝具類はなぜすべて同じなのか，という点に疑問をもったことです．近年，国民の健康への関心が高まり，マスコミやインターネットを通して多くの健康対策や健康グッズなどが紹介されています．このように健康への意識や多様なニーズは，たとえ入院中であっても例外ではないといえます．

この学生は，枕に対する家族の多様な好みからヒントを得て，病院でも異なるニーズに応えられる方法はないかと文献検討しています．その結果，タオルや枕カバーを活用して，さまざまな高さや硬さに対応可能な自作枕を作成することができれば，1人ひとりの希望に添える看護援助になるのではないかと考察しています．

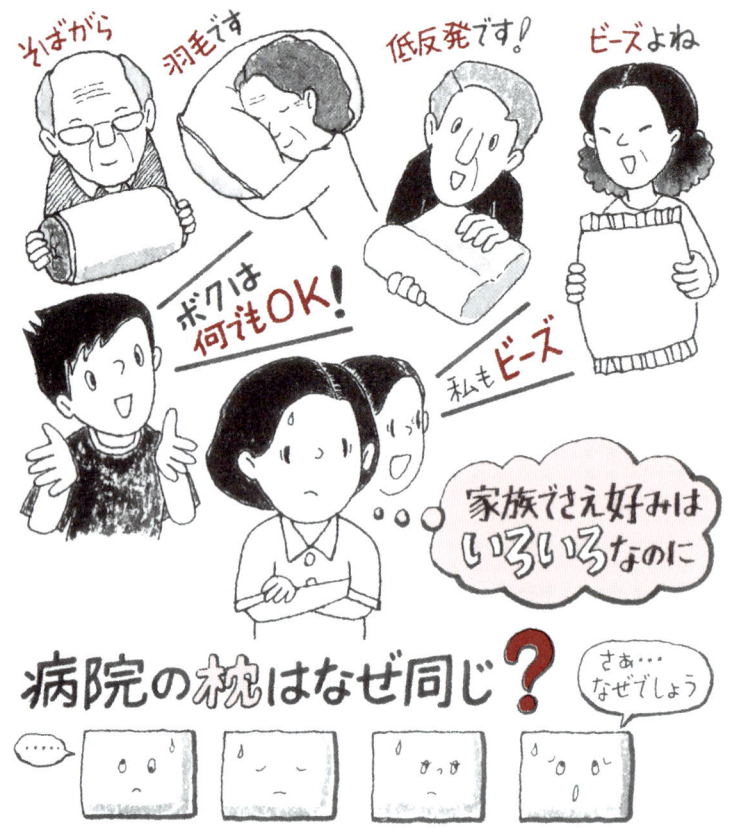

図3-25 「眠る」ことに関する習慣・こだわりの多様性

6 | 「眠る」ための習慣・こだわりを看護援助につなげる

　「眠る」ことにかかわる人間の習慣やこだわりを，「眠る」ための儀式と位置づけて，入院中に必要な援助を考えた学生もいます．その学生は，眠る1時間程前に入浴し，ゆっくりと浴槽につかって身体を温める，ということを日課にしていました．入浴後は，自室のベッドの上に横たわり，好きな音楽やラジオを聴きながらストレッチ体操をすると，心地よい疲れから寝つきがよくなるそうです．また，ラベンダーやオレンジなどの鎮静系のアロマオイルを使った芳香浴で，気持ちが安らぎリラクゼーションが得られるという体験をしていました（図3-26）．この学生は，レポートの冒頭で「入院によって自分のこだわり（習慣）が制限されたとき，私は安心して眠る自信がない．だから私は，患者さんの習慣やこだわりを大切にした看護援助を考えたい」といった記述をしています．

　ある学生は，「睡眠」「アロマセラピー」「看護技術」「リラクゼーション」というキーワードで文献検索をした結果，看護援助につながるエビデンスを見つけ出しました．以下に学生のレポート（一部抜粋）を紹介します．

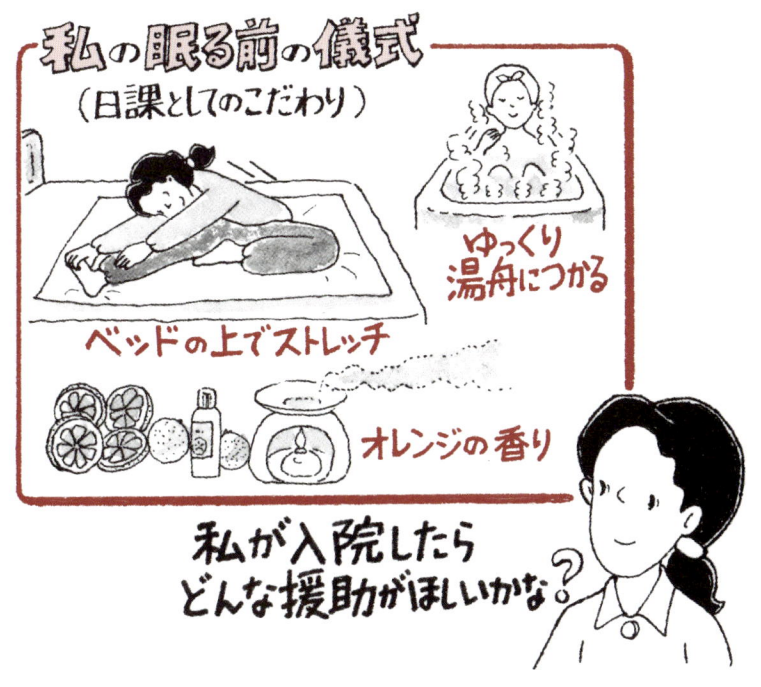

図3-26　自分の習慣やこだわりを援助につなげる

〈学生Aのレポート（一部抜粋）〉

【使用した文献】谷田恵子：代替療法のエビデンス—芳香療法（アロマセラピー），続ケア技術のエビデンス，臨床看護増刊号13：2044-2054，2003．

　私の日常でのこだわりを，看護援助として実際の患者さんに提供可能かについて文献検索を行ってみた．キーワードは「睡眠」「アロマセラピー」「看護技術」「リラクゼーション」である．その結果，代替療法のエビデンスとして，アロマセラピーの効果が確認された．まず，リラクゼーションの指標となる自律神経系について検討した実験結果を紹介する．
　香りは自律神経活動に影響を及ぼすことが報告されている．その代表的なものとして，ジャスミンやラベンダーは，共にリラックス効果のある香りで副交感神経の活動を亢進させるといわれている．しかし，その香りを「心地よい」と感じない場合には，副交感神経の活動が亢進されないという結果が報告されている．これは，香りの嗜好が副交感神経の活動に影響を及ぼすことを示しているといえる．また，ラベンダーオイルを用いた足浴は，交感神経活動が有意に低下して，睡眠改善効果が得られることが報告されている．私が入院したら，このような援助を是非受けてみたいと考えた．

　このように，Aさんはアロマセラピーとリラクゼーションについての文献をもとに，自分のこだわりを援助につなげることを考えました．そして，アロマオイルを用いた「足浴」についても，看護援助としての可能性を考察しています．さらに，彼女の

気づきの素晴らしいところは，事前の講義の内容を受けて，「患者さんの好みを考慮するのは大事なことであるが，健康な状態でない患者さんの場合には治療や療養の邪魔にならないこと，患者さんの不利益にならないことを，最優先に考えなければならない」と最後にまとめているところです．

このように，著者らが読んでいて楽しく，かつ質の高いレポートは，そう多くみられるものではありません．事前の講義や既習の知識と演習課題，そして学生の生活体験がうまくマッチングして初めて，このような学びの相乗効果が得られるのです．

7 ｜ 「眠る」ことへの看護援助を創造する

以上のように，「眠る」ことへの援助は，単なる人の眠りに限定されるのでなく，対象者1人ひとりの生活そのものに働きかけることが重要であり，看護側の工夫1つで援助の幅はいくらでも広がることを，学生には学んでほしいと考えています．対象者の状態をアセスメントしてニーズを把握し，自分にできる援助技術を考えて，実際に対象にあった方法で働きかけ，効果を観察し評価する，といった営みは，学生にとっては簡単ではありません．しかし，毎回の演習によってこれらの視点を繰り返し伝えていくことが，初学者への教育として重要だと考えています．

学生の例のように，1つの課題での気づきは，必然的にほかの演習課題へとつながり，広がっていきます．今回の課題を通しての彼女ら・彼らの気づきは，次に続く演習「清潔にする」の導入としても重要な機会になったことでしょう．

参考文献

1) 宮崎総一郎，大川匡子，佐藤尚武，他：睡眠教育のための生活指針―健やかな体をつくる睡眠6ヶ条．滋賀医科大学睡眠講座　滋賀大学教育学部，2006．

5 清潔にする

1 「清潔にする」ことの意義

　身体を清潔にすることは人間の基本的欲求であり，個人が独立して生活するために行う基本的な身体活動の1つです．生命維持への強い欲求によって獲得される食事や排泄とは異なり，清潔行動につながる清潔観念は幼児期に教えなければ獲得できないといわれています．人は幼児期から少しずつ人の手を借りながら清潔行為が行えるようになり，4歳では髪の毛を洗うこと，身体を洗うことが独りで可能となり，5歳ではほぼ独り立ちし，対人関係，おしゃれとして清潔に配慮できるようになるなどの清潔行動を獲得していきます．成人期以降は，獲得した清潔行動を継続し，健康維持と社会生活を営むために必要な行動として習慣化されるようになるのです（図3-27）．

　「清潔にする」行動は，単に皮膚，粘膜，頭皮の清潔のみならず，衣服を清潔にする，さらに身のまわりの環境を清潔にする，みだしなみを整えることも含まれます．これらのニーズが満たされた場合は，自信やゆとりが生まれ，活力の源となります．しかし健康障害によりセルフケアが困難となり，「清潔にする」ニーズが満たされなければ，皮膚の機能が低下し，感染や疾病の悪化をまねくばかりでなく，自尊心や美意識の低下によって精神的，社会的にも影響を及ぼすことになります．

2 皮膚の構造と機能

　人の身体を覆う皮膚は，成人でおよそ1.6 m^{2}の面積，重さ約3 kgの人体最大の器官といわれています．皮膚は表面から表皮，真皮，皮下組織の3層に分かれています（図3-28）．

　表皮は，外界からの侵襲を防ぐバリア機能として保護する役割を果たしています．表皮は下から基底層，有棘層，顆粒層，透明層，角層の5層で構成されています．表皮の最深層の基底細胞は有棘層，顆粒層，透明層と変化し，最後は角化細胞へ変化し，垢として剥離していきます．**真皮**は，繊維性の結合組織で，通常1 mmの厚さですが，背中は5 mmの厚さがあり，膠原繊維（コラーゲン）や弾性繊維が緻密に分布し，皮膚の弾性や湿潤に役立ち，外部からの侵襲に耐えられるクッション機能をもっています．真皮には毛，立毛筋，汗腺（エクリン汗腺，アポクリン汗腺），皮脂腺などの付属器，血管，神経，体性感覚受容器（自由神経終末，マイスネル小体，パチニ小体，ルフィニ小体，クラウゼ小体など）が存在します．**皮下組織**は，疎性結合組織で，

- 生活者としての清潔行動の自立
- 健康を維持しながら社会生活を送るうえで必要な清潔習慣の確立

成人期以降　生涯にわたって身についた習慣を継続する

5歳　ほぼ独り立ちし対人関係、おしゃれとして清潔に気を配ることができる

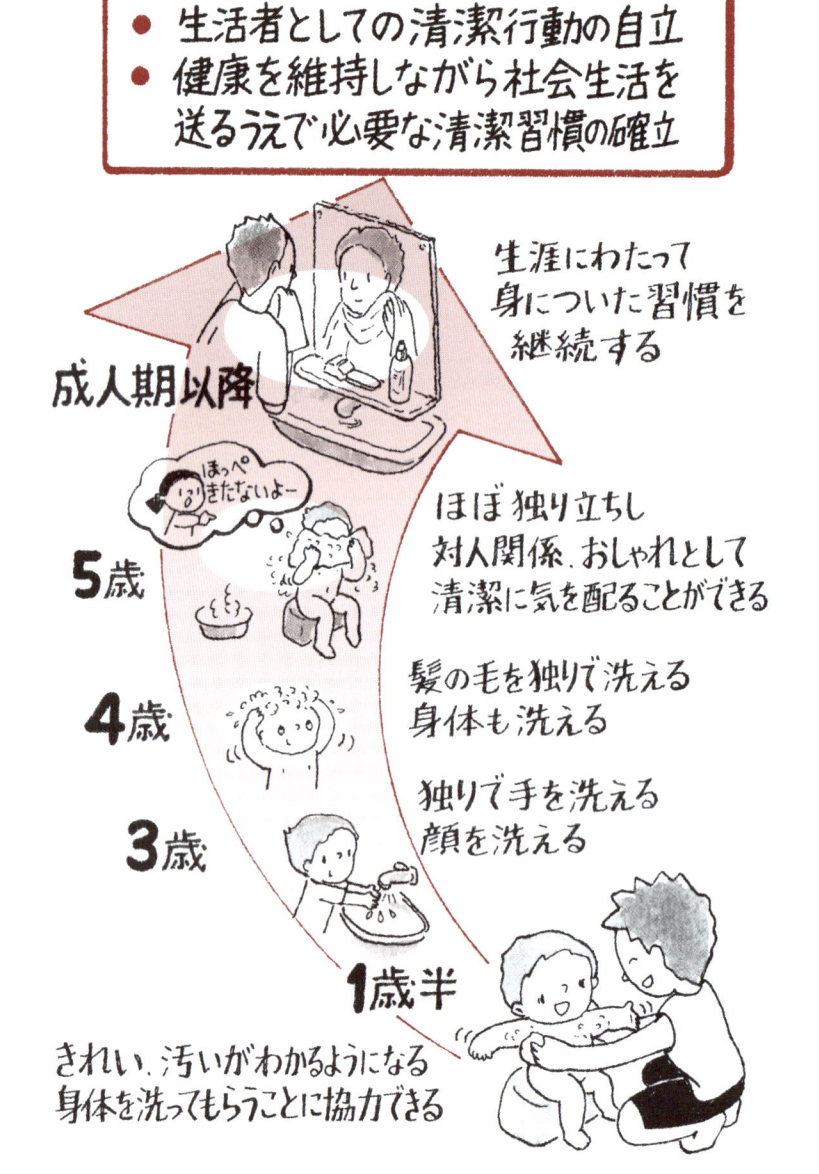

4歳　髪の毛を独りで洗える　身体も洗える

3歳　独りで手を洗える　顔を洗える

1歳半　きれい、汚いがわかるようになる　身体を洗ってもらうことに協力できる

図 3-27　清潔行動を獲得するまでのプロセス

栄養貯蔵と保温，緩衝材の役割をもち，体型を形作る働きをしています．

このように皮膚は，日々の環境変化に左右されることなく，ほかの器官系と協調しながらホメオスタシスを維持しています．皮膚には対細菌機能，光線透過防御機能，外傷防御機能，免疫機能，排泄・分泌機能，ビタミンD合成，体温調節機能などの機能があります（図 3-29）．皮膚は，衝撃や外傷などの機械的外力，酸やアルカリなど化学物質による障害，温熱や寒冷など温度による障害，太陽光線，紫外線や細菌などの病原微生物から身体を守っています．また皮膚には毛細血管の分布，多数の汗腺によって体表面からの熱の喪失による体温の調整，尿素や塩分，水分などを汗として

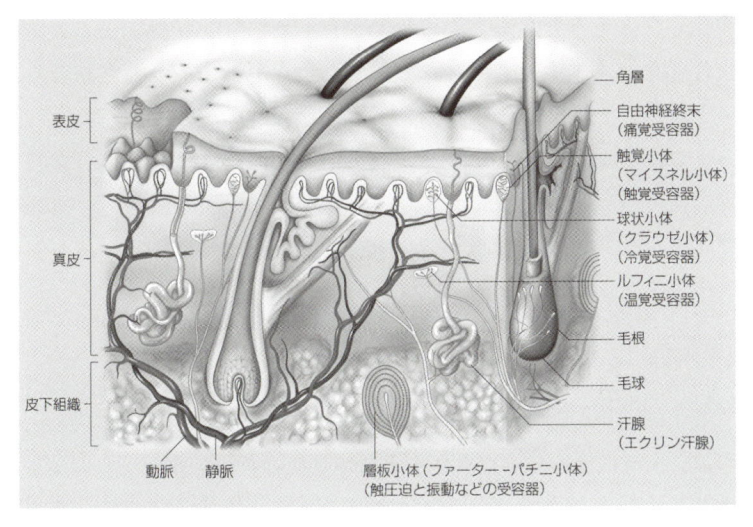

図 3-28　皮膚の構造
(岡山裕子, 佐藤博子, 徳永恵子, 他:2010年版 系統看護学講座 成人看護学[12]皮膚. p.22, 医学書院, 2010 より転載)

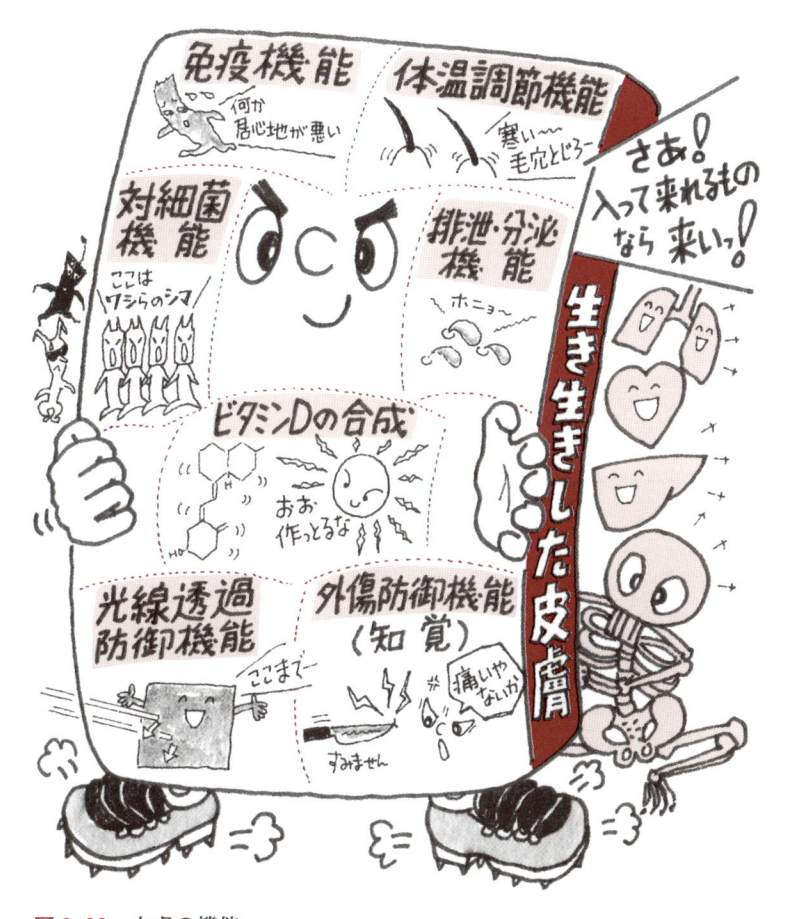

図 3-29　皮膚の機能

5. 清潔にする　111

身体から排泄しています．皮膚から分泌される汗や皮脂によって皮膚表面のpHを弱酸性(5.0〜5.6)に保つことで，皮膚表面に生息している常在細菌のみが生育できる環境を維持し，細菌の侵入や増殖を防いでいるのです．

さらに皮膚の免疫機構として皮膚は単なる防御壁ではなく，表皮細胞に有害な侵入者を防ぐ複雑な免疫機構が備えられています．そのなかでとくに表皮細胞(ケラチノサイト)が情報伝達物質をつくり出し，メラノサイト，ランゲルハンス細胞がさまざまな情報交換をしながら，生体防御の働きをしています．

(1) 老化による皮膚機能の変化

老化により皮膚の構造，機能は著しく変化します．とくに高齢者の皮膚に特徴的なのは，皮膚の細胞分裂が低下するため表皮のターンオーバーの延長，表皮の菲薄化があります．また高齢者の皮膚は角層が厚くなり，真皮においてはコラーゲン量の減少，コラーゲンの架橋結合の減少による弾力性が失われて皮膚は剥離しやすく，外力で組織内にずれを起こしやすくなります．また毛包，皮脂腺の萎縮によって汗や皮脂成分が減少することにより，バリア機能を果たす皮脂膜が形成されにくくなり，ドライスキンの原因となります．

(2) 感覚受容器を備えた皮膚

皮膚およびこれに接する粘膜で，主として接触刺激によって感じられる感覚を皮膚感覚といいます．筋，腱，筋膜，骨膜，関節，靱帯などの皮膚と内臓との中間組織で接触など機械的刺激により生じる感覚を深部感覚といいます．皮膚感覚と深部感覚をあわせて体性感覚といいます．皮膚感覚には，温かさや冷たさ(温覚，冷覚)，気流や肌触り(触覚)，重さ(圧覚)，痛み(痛覚)，掻痒感などがあり，これらの感覚は皮膚上に点状に分布し，自由神経終末(痛覚を感知)，マイスネル小体(触覚)，パチニ小体(圧覚)などの感覚受容器と多くの感覚神経によって外界からの情報を捉えています．各感覚点の平均分布密度は，痛点130/cm²，触点25/cm²，冷点13/cm²，温点1.5 cm²です．これらをみると温点，冷点の分布は，痛点，触点に比べ非常に疎であることがわかります．温度によって感受する受容器は異なり，温点は38〜40℃に反応し，冷点は25〜30℃に反応しますが，外界温度が32.5〜33.5℃程度のときは皮膚表面温度との温度差がないために温覚，冷覚も反応しません．一方，45℃以上，10℃以下ではいずれも痛覚が反応するといわれています．これら全身の皮膚に分布している体性感覚が正常に働くことで，人は外界の状況を的確に受け止め，危険を回避し，安全に生活することができるのです．

さらに興味深い資料を紹介しましょう．図3-30は18〜65歳以上の被験者60人による全身の皮膚の温感，冷感閾値を示したものです．身体各部位の温覚閾値でとくに年齢差が顕著に表れたのは，つま先，足裏および腹部の温度感覚で，高齢者群(65歳以上)は若年者群(18〜28歳)に比べて，非常に衰退していることがわかります．とくにつま先では約2.3℃の温度変化が識別できるのに対し，高齢者群(65歳以上)では約

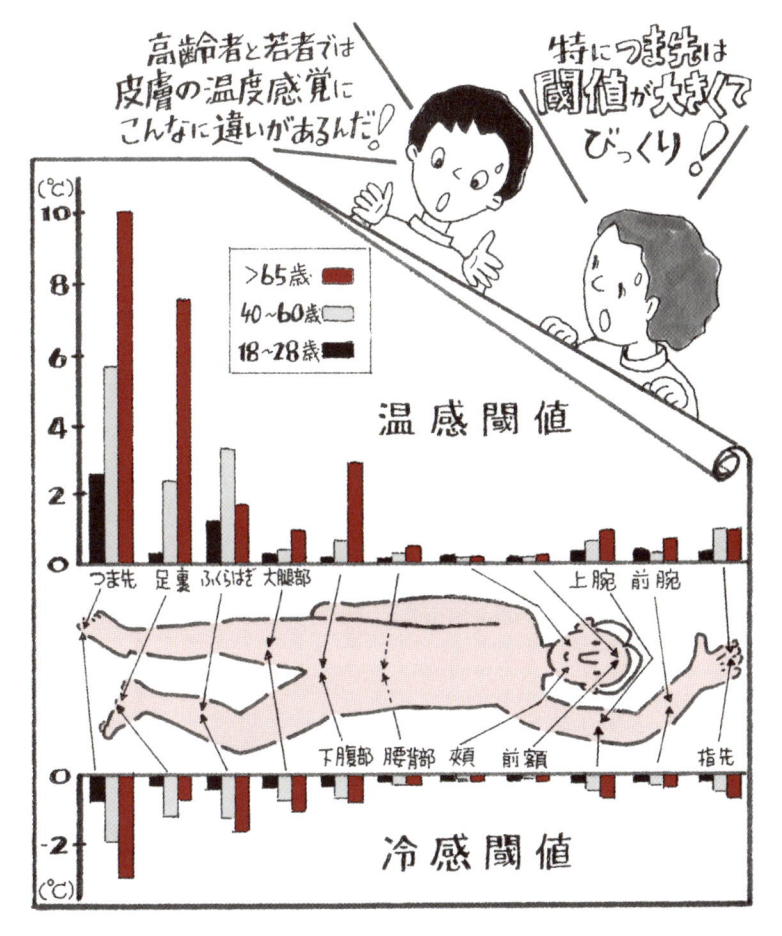

図 3-30 全身の皮膚感覚閾値
(独立行政法人 産業技術総合研究所人間福祉医工学研究部門編：人間計測ハンドブック．p.204，図 3.7.3，朝倉書店，2003 をもとに改変)

10℃の温度変化が生じないと温覚の識別ができないことを示しています．体幹部でも腹部の温覚の識別感覚が鈍くなっていることがわかります．一方，冷覚閾値では若年者群と比較すると，四肢部の温度識別が鈍く，つま先の識別能力が著しく低下していることが明らかとなっています．これらのことから，温覚，冷覚を捉える識別能力が低下している高齢者を対象としたケアを行う際には，皮膚の外傷防御機能を損なってしまう危険性が潜んでいることをケアする立場として自覚する必要があります．

3 | 「清潔にする」ことの社会的・文化的な意味

清潔は，人間の生理的機能を維持するほかに，社会的かつ文化的な意味をもっています．日本文化においては，入浴は古代から身体を清める儀式とされています．これは日常的な衛生慣習に基づいた行動であるといえます．大貫は日本人の日常衛生慣習には，「内・外」＝「上・下」＝「清潔・不潔」という基本的象徴構造を基盤としていると

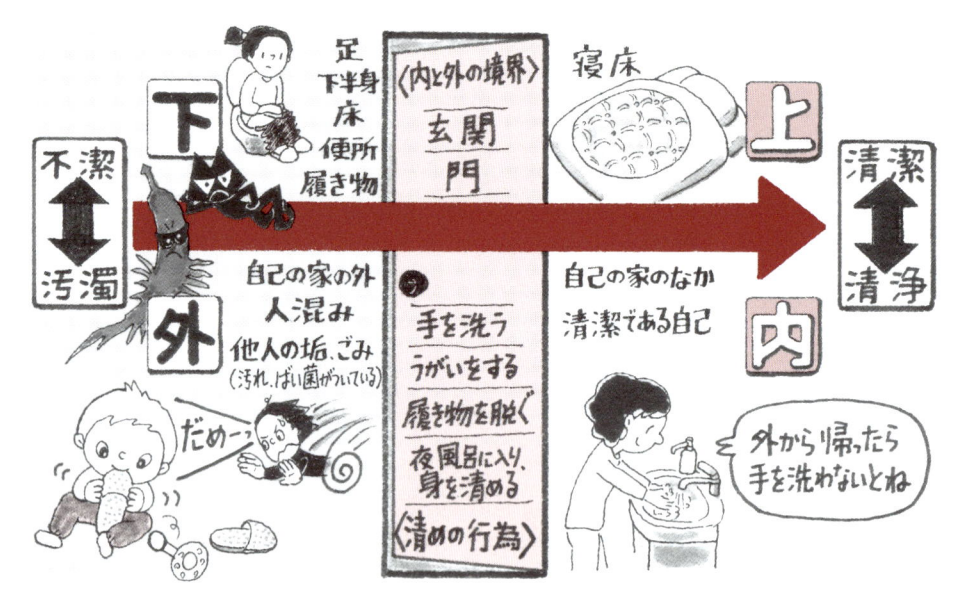

図 3-31 日本人の日常的な衛生慣習

述べています．図 3-31 に示したように，日本人にとって自己の家の「外」は，「汚れ」とみなします．「汚れ」は人混みを指し，そこには「ばい菌がついている」とされます．さらに最も不潔とされるのが足，床，便所です．このような「外」と「内」の世界との空間的な境界が玄関，門であり，「外」から「内」に戻ってきた際の清めの行為として，「履き物を脱ぐ」「手を洗う」「うがいをする」があげられます．玄関や門で水をまく行為も「清め」の儀式とされます．また日本人は昔から「夜，風呂に入る」や「病気の際には風呂に入らない」という習慣があります．このことは入浴することが昼から夜への時間的移行，病気から健康への移行をしるしづける行為であると大貫は述べています．つまり日本人にとって風呂に入るという行為は，単に身体の洗浄のみならず，清めの行為と位置づけられているのです．最近では，人々の生活にあわせた入浴スタイル，「抗菌」「消臭」が求められるなど，日本人の清潔習慣は時代とともに多様化してきていますが，看護援助においてはこのような社会的，文化的な背景を理解したうえで，清潔を捉えていくことも重要です．

演習課題 清潔にする

①「清潔にする」ことに関する習慣やこだわりについて考えてみよう．
  ・あなた自身の清潔に関する習慣やこだわりについて観察してみよう．
  ・1週間お風呂に入ることができなくなったら，あなたの生活にどのように影響するか考えてみましょう
② 足浴や手浴をするのに何℃くらいのお湯が適当か調べてみよう．
  ・快適と思われるお湯を準備してみよう．ほかの人とどのような違いがあるだろうか．
③ 背部清拭をしてみよう．

・看護師役，患者役を通して心地よい清拭について考えてみよう．

　今回は3つの演習課題を提示します．1つ目は，「清潔にする」ことに関する自分自身の習慣やこだわりについて考えるキッカケづくりをします．「人は清潔行動が制限されたとき，身体，心理，社会面にどのように影響するか」，患者さんの立場に立った擬似体験をもとに人にとっての「清潔にする」ことの意義を考えていきます．2つ目は，湯温体験を通して足浴や手浴を行う際，何℃くらいのお湯を準備すればよいかを考えていきます．それらの温度にはどのくらい個人差があるか，介助される側の好みを聞きながら人にとっての快適な温度を調べます．3つ目は，背部清拭を行ってもらい，タオルの絞り具合や当て方，拭き方などについて，看護師役，患者役を通して心地よい清拭について考えます．

4 ｜「清潔にする」ことに関する習慣・こだわり

　ここでは，学生の課題レポートを例に出し，学生の気づきを紹介します．

課題レポート（一部抜粋）

　私たちのグループでは，「入院中，清潔行動がとれない患者さんがどのような気持ちになるのか」を話しあうことにした．しかしお風呂に入ることが習慣化されているなかで，このテーマを考えにくかったので，グループメンバー全員がお風呂に入らない日を設けて，演習に臨むことにした．開口いちばんメンバーの皆が言ったことは「1日お風呂に入らないだけで，こんなに気持ち悪いとは思わなかった」である．身体を洗っていない，髪の毛を洗っていないことで，「ニオイがするのではないか」「髪の毛がべたべたして気持ちが悪い」「今日はあまり人と会いたくなかった」「あまり話しをしたくない」という気持ちを述べていた人もいた．自分が不潔であると自覚することで，心理的にはマイナスの影響が大きく，自分が人にどう映っているのかが気になり，自らの行動を制限した，自分の活動が消極的になったという意見もあった．お風呂に入っていないだけで，生活リズムが乱れている気がしたり，行動を制限したくなるという気持ちが出てくることに驚いた．私たちは1日お風呂に入らないだけでも，こんな思いになるのに，清潔が保てない状況におかれた患者さんの場合，もっと辛い気持ちになるということが痛いほどわかった．

5 ｜ 心地よい湯の温度は人によって異なる

　ここでは，学生の課題レポートを例に出し，学生の気づきを紹介します．

> **課題レポート(一部抜粋)**
>
> 私たちのグループでは,「清潔にする」に関するうえで心地よい湯の温度は一体何℃かを検証することを目的に検証を行った.グループメンバー6人が,自分が心地よいという温度をベースンに準備し,各自で水温計を用いて温度を測定した.測定の際は,実習室の室温は25℃に設定した.そこで驚いたことは,グループメンバーの心地よいと思う湯の温度がみな異なったことだ.いちばん低い湯で心地よいと感じたAさんは,33℃,いちばん高い湯で心地よいと感じたBさんは,43℃であった.人によってこのように温度の違いがあることにびっくりした.教科書では,手浴や足浴の温度は○℃と書かれているが,それはあくまでも原則であって,まず患者さんに日常の生活のなかでの湯の好みを情報収集して,実際に湯を準備する前にも確認しないと,患者さんに危険を及ぼすことになりかねないと考えた.人によって心地よさの幅は異なっており,その幅をよく理解しておかなければ,心地よいケアがかえって不快となってしまう危険性があることを今回の検証で気づいた.

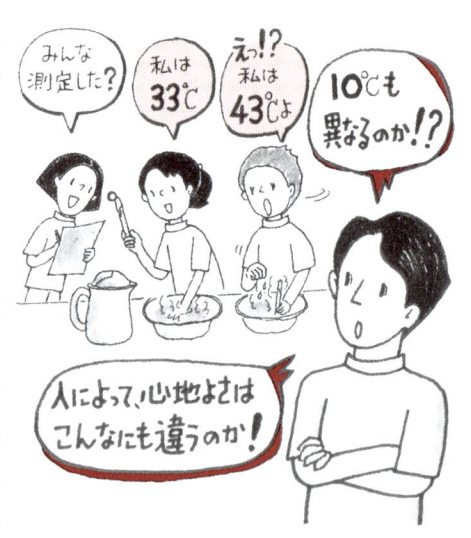

　以上のような報告を学生に紹介しながら,講義では,個人によって「心地よさ」には幅があること,それが個別性であり,看護援助においてはこの個別性に安全,安楽をプラスして対象者によって心地よい清潔の援助につなげることの大切さを強調していきます.最近ではシャワーや浴槽の湯温が自動で調節できる設備が多くなっています.これは私たちが生活するうえでは快適な温度の湯がかけられる利便性がある反面,手先の感覚が鈍化することにつながっていることが予想されます.このような環境で育ってきている学生たちには,日頃から手先の感覚を研ぎ澄ますことができるような鍛錬の必要性を繰り返し伝えていきます.

6 患者役,看護師役の体験からの気づき

　「背部を清拭される」患者役の体験では,「カーテンはしっかり閉めてほしい」「人に肌を見られるのが恥ずかしい」「露出しているのは背部だけなのに,体全体を見られるようで恥ずかしい」とレポートされていました.また実際に背部にタオルを当てられて感じたことは,「タオルはもっと絞ってほしい」「タオルが冷めてきて冷たい.だけど言えない」「もっと熱いタオルで拭いてほしい」など直接肌に触れるタオルについての意見が多くみられました.なかには「タオルを当てる前に一声かけてほしい」とい

う意見もありました．後方から背部を拭かれるとき，自分からは見えないところで作業が行われるために，「これから何をされるのか，何をしようとしているのか」が気になる．また「皮膚に当てられるタオルが熱すぎたり，冷たすぎたりしないかが心配になって，余計に身体が緊張してしまって疲れた」という意見がありました．

　一方で「背部を清拭する」看護師役の体験では，「背中を拭く強さはどれくらいがいいのか」「拭く方向は，下から上に拭いたほうが気持ちよいのか，上から下に拭いた方が気持ちよいのか，どちらだろう」など，背部の拭き方について多くレポートされていました．また「拭いている間にタオルが冷めてきてしまった」「準備した湯はタオルを入れる度にどんどん下がってきてしまった」など，患者さん役にとって気持ちのよい背部清拭を試みたが準備する湯の温度の設定が不十分であったために，かえって不快な思いをさせてしまったという意見もみられました．さらに看護師役を体験するなかで，作業に夢中になりすぎて無言になってしまい，「患者さんにどんなタイミングで声かけをしたらいいのかが困った」という意見もみられました．教科書では，準備する湯の温度や清拭の手順は学習できますが，清拭をする側，される側の体験からの気づきは援助をするうえでのヒントがみつかったと多くの学生たちが述べていました．とくに，清拭をするうえで患者さんが寒くならないような室温，明るさ，プライバシーを保つなど環境面への配慮，皮膚に接触するタオルをいかに冷めないようにするか，湯の温度設定や湯を替えるタイミング，さらに患者さんがケアを安心して受けることができる声のかけ方，患者さん側から要望を言いやすい声のかけ方など，声かけの善し悪しが清潔ケアに大きな影響を及ぼしていることに気づくことができたようです．また同時に人に肌を見せなければならないことの恥ずかしさがあることを実感し，どのようにすれば，患者の羞恥心を最小限にしながらも，患者が心地よいと思える清拭の方法について考える機会を得ることができたようです（図3-32）．

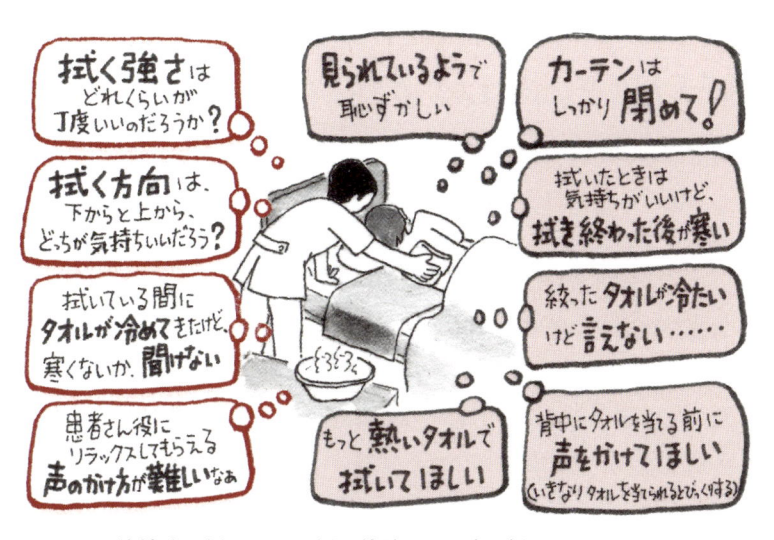

図3-32　清拭する側，される側の体験からの気づき

7 | 体験をふまえ，心地よい清潔援助に求められる視点をつかむ

　これらの体験をしたうえで学生たちには対象者が寒さを感じない室温の設定，部屋の明るさ，プライバシーが保持できるなどの環境面への配慮，対象者の皮膚に接触するときに最大の効果が発揮できるような清拭の準備と実施について具体策をグループで話しあっていきます．そのなかでとくに学生たちの関心が高かった内容は，清拭の準備と対象者への声かけです．必要物品のなかで湯の準備は，湯の温度が冷めることを想定してベッドサイドに行く直前に70～80℃に調整する，熱伝導が大きいベースンは先に温めておく，タオルは冷めたと感じたら湯はこまめに替えるなど，具体策が次々出てきました．また相手への声かけでは対象者から気兼ねして言えない要望，例えば寒さ，かゆいところはないか，拭き方の強さはどうかについては援助する側が積極的に声をかけていくこと，また気持ちよさを共有できるような声かけも大切ではないかなどの具体策も出てきました．

　清潔の援助のなかで，身体を拭く方向，拭く強さの加減は重要です．学生の体験からの気づきのなかでも，関心が強かった部分でもあります．講義のなかでは，教科書に書かれてある内容，これまで行われてきた研究でのエビデンスを紹介していきます．身体を拭く方向については，これまで末梢から中枢へ拭くことで静脈循環を促進すると長年定説とされてきましたが，最近では拭く方向，拭く強さが末梢皮膚血流量や自律神経系反応にどのような影響を及ぼすのか，いくつかの論文の結果を示していきます．そのなかで熟練者と清拭技術の未熟者の手技が皮膚温にどのような影響があるかを検証した細野らの研究結果[5]を示し，話しあいました．学生は温タオルの密着度が不十分であると保温効果が小さいこと，また皮膚に残った水分が多いために蒸発によって気化熱が奪われるために皮膚温が低下していくことから，清潔の援助ではタオルをいかに密着させていくのか，タオルの絞り方や温かさを保持できる方法が心地よい清潔の援助につながることを根拠に基づき理解が深まっていきます．

8 | 対象者の活力回復に向けた「清潔にする」看護援助とは

　清潔援助では，図3-33に示すように全身状態やセルフケア能力をアセスメントし，個々の生活習慣や嗜好を取り入れながら援助を行っていくかが重要となります．清潔にすることは，単に皮膚組織の機能維持のみならず，心地よさや爽快感を引き出すことで対象者の前向きな姿勢や食欲，活力の回復につながっていくか，そのための方法の鍛錬が援助者には求められるといえます．臨地実習において学生が実施できる援助技術が少なくなっている昨今，清潔援助は唯一学生が発揮できる技術といっても過言ではありません．学生たちには，これまでの演習での体験や授業で学習した成果を取り入れ，試行錯誤しながら実践することで，実習は新たな発見を見いだす重要な機会となることをメッセージしていきます．

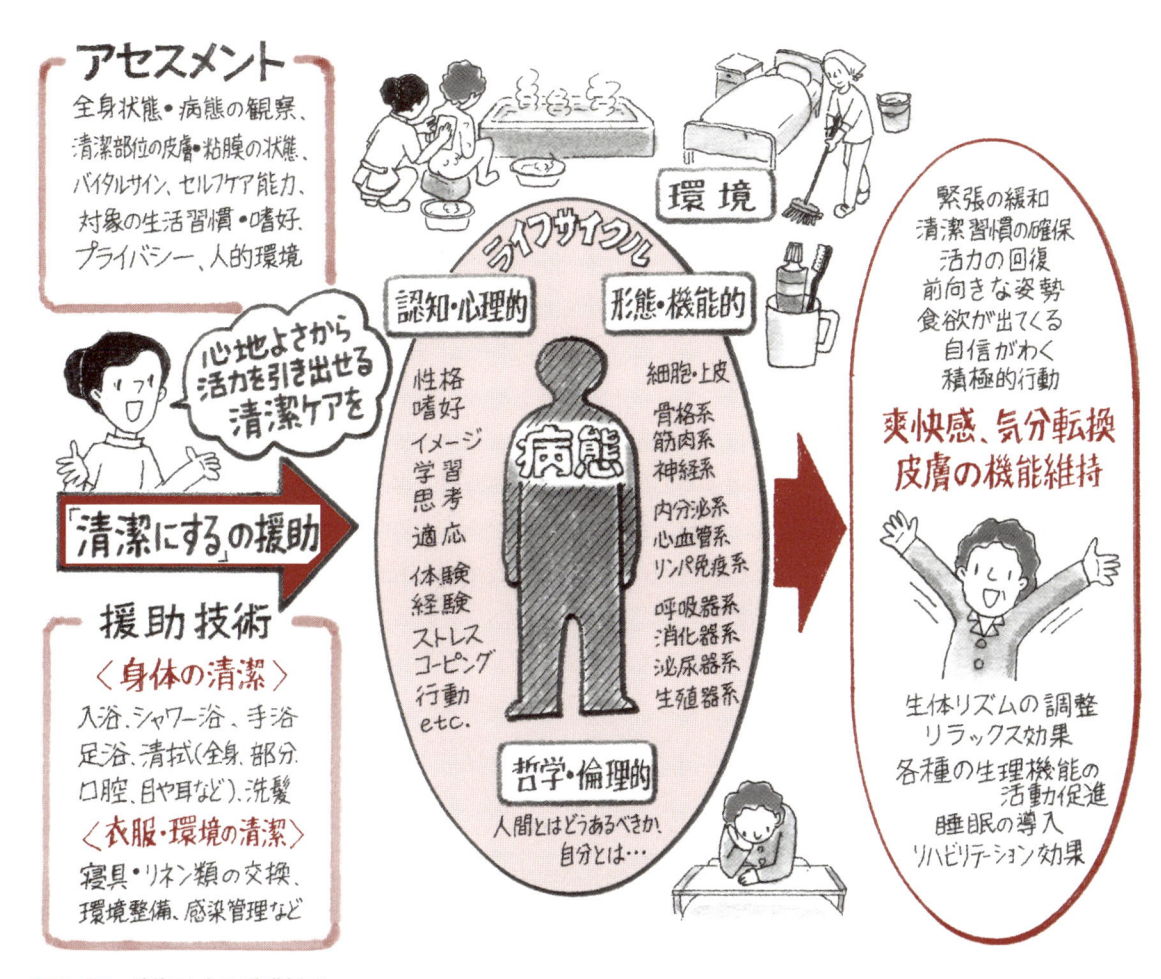

図3-33 清潔にする看護援助

参考文献

1) 中野綾美（編）：小児の発達と看護，第3版．ナーシンググラフィカ28．メディカ出版，2009．
2) エレイン マリーブ（著），林正健二，小田切陽一，武田多一，他（訳）：人体の構造と機能，第2版．医学書院，2005．
3) 独立行政法人 産業技術総合研究所 人間福祉医工学研究部門（編）：人間計測ハンドブック．pp.201-206，朝倉書店，2003．
4) 大貫恵美子：日本人の病気観―象徴人類学的考察．岩波書店，1985．
5) 細野喜美子，中野栄子：清拭技術の巧拙が被験者の皮膚温に及ぼす影響についての研究．月刊ナーシング 19：62，1999．

6 移動する

1 ｜ 「移動する」ことの意義

　「移動する」能力は，人間が自立的に日常生活を営むうえで，欠かすことのできないものです．私たちの移動には，自転車や原付バイク，自動車，電車などさまざまな手段が用いられます．そのなかで最も基本的なものは二足歩行でしょう．

　「移動する」ことは，単独の行為としても意味をもちますが，多くの場合，「食べる」「排泄する」「活動する」「眠る」「清潔にする」といった基本的な日常生活行為を行うための手段としての意味合いが強いものです．また，それぞれの行為と行為をつなぎあわせる役割を担っています．このように考えると，私たちが自分の意思で自由に空間を移動できることは，人間の基本的欲求を満たすために不可欠であるといえるでしょう．

　「移動する」動作には，歩くことや走ること，階段を上り下りすることのほかに，床からの立ち上がり，いすからの立ち上がり，寝返り，ベッドからの起き上がり，ベッドから車いすへの移動，などさまざまなものがあげられます．これらは移動運動課題とも呼ばれ，運動戦略のタイプ，つまり具体的な動作の方法は個別性に富んでいます．

2 ｜ 「移動する」ための能力

　健康な人間にとって，自立して「移動する」ことは，簡単なようですが，実際には非常に複雑かつ複数の運動課題が同時に達成されています．随意運動は，訓練によって習熟された後には無意識に行われるようになることが知られています．私たちがとくに意識することなく「移動する」ことができるのは，その行為が長年をかけて習熟された随意運動だからです．

　「移動する」ためには，身体の平衡感覚や受容感覚による姿勢維持，四肢の筋骨格系の運動，移動空間での感覚受容器からの情報認識など，神経系や筋骨格系の複合的な働きが必要になります．また，身体機能面のみならず，精神面や感情面の影響や周囲の環境の変化などが要因となります．とくに，高齢者などでは，入院による環境の変化や不安によって，これまでできていたことが急にできなくなることも稀ではありません．また，転倒の経験が移動に対する恐怖を誘発させ，歩行パターンに影響を及ぼすこともあります．

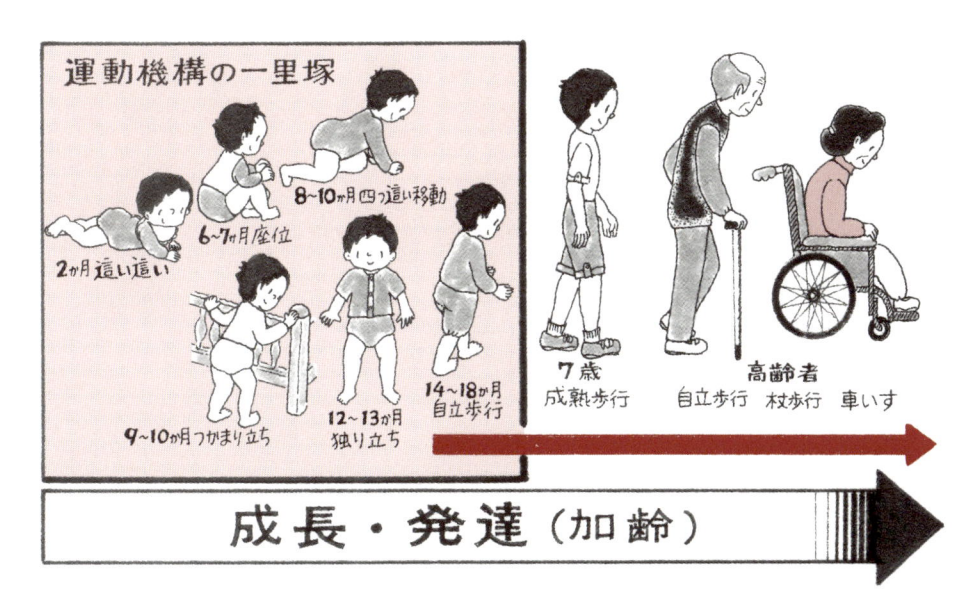

図3-34　姿勢制御と移動性の成長・発達による変化

　「移動する」ための主要な要件として「前進」「安定」「適応」の3つがあげられます．「前進」とは，下肢と体幹の筋活動を協調させ，自分が望む方向に進む能力です．私たちが随意的に移動動作を開始して停止することができるのは，この働きがあるからです．「安定」とは，重力やその他の力に抵抗して動的な姿勢の安定性を維持する能力です．支持基底面が小さな立位でも，ふらつきや転倒なく姿勢を維持できるのは，この働きのおかげです．そして「適応」とは，移動時に障害物を避け，凹凸のある地面を進み，必要に応じて速度や方向を変更する能力です．私たちが，複雑な状況下で障害物を避け，あらゆる環境の変化に適応しながら目的地まで到着できるのは，そのときどきで歩行を修正する反応的かつ予測的な戦略を体得しているからです．

　歩行の必要条件は，リズミカルな足踏みパターン（前進），バランス制御（安定），歩行を修正する能力（適応）の3つであり，最初に発達するのは足踏みパターンです．「移動する」能力の発達は出生前から始まり，歩行に類似した両下肢の交互性運動は胎生期の16週頃にはすでに確認されるといわれています．子どもの成長発達をみると，臥床から寝返り，這い這いをし，座位になり，四つ這いで移動し，つかまり立ちをし，独り歩きが可能になるという段階をたどります．これらのプロセスは，姿勢制御の発達における「運動機構の一里塚」と呼ばれています（図3-34）．7歳頃になると，成人と同様の成熟した歩行が可能となります．やがて高齢になると，姿勢アライメントの変形や，筋力や感覚機能，認知機能などの身体機能レベルの低下が出現し，移動時の姿勢や動作に特徴的な変化がみられるようになります．

(1)「移動する」能力としての歩行

　歩行は，その周期から足部が床面に接地した状態の立脚期と，足部が床面から離れ

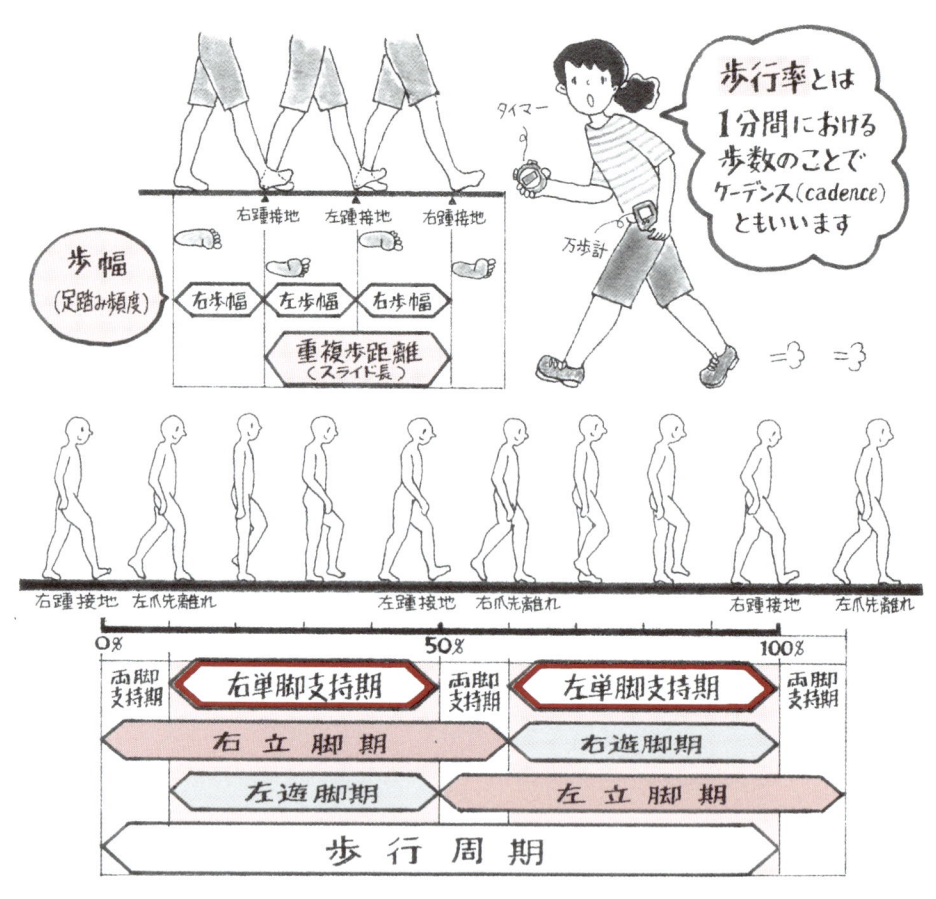

図3-35 歩行周期と時間-距離因子

て着地するまでの遊脚期に分けられます．一般的に，成人ではおよそ60％が立脚期に，残りの40％が遊脚期となるといわれています（図3-35）．

歩行は，速度，歩幅（足踏み頻度），歩行率，重複歩距離（スライド長）といった時間-距離因子に加えて，関節角度の変化および筋肉の活動パターン，歩行制御などによって分析されています．歩幅とは，前後に開いた両脚踵部の前額面における距離を指します．歩行率とは，1分間における歩数のことで，ケーデンス（cadence）とも表現されます．成人が自由な速度で歩いた場合，男性では約110歩/分，女性で116歩/分程度が平均的な値であるとされています．重複歩距離とは，地面に接地した踵部が一端離れて再び接地するまでの距離で，一般的な速度では，身長の90％程度，速歩では身長のおよそ10％増しになります．

(2)「移動する」ことを補助する道具

移動を補助する道具は，「歩行補助具」と「歩行代替用具」に大別されます．「歩行補助具」とは，歩行が可能であることを前提に選択されるもので，杖，松葉杖，歩行器などがあげられます．「歩行代替用具」とは，歩行が不可能あるいは困難な場合選択さ

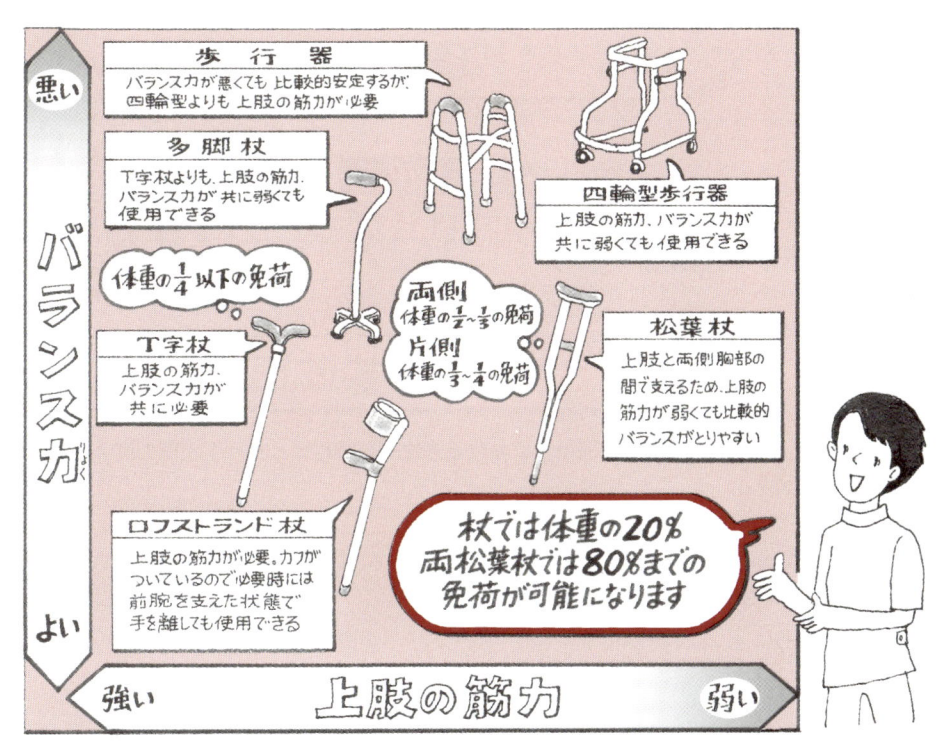

図 3-36 用途・残存機能に応じた歩行補助具の選択

れるもので，車いすやストレッチャーなどが代表的です．

　歩行補助具は，立位時の体重支持（免荷）と，姿勢の安定性を保持する目的で用いられます．立位および歩行時の体重を支持する効果は，杖，片松葉杖，両松葉杖，歩行器の順に高く，杖では体重の約 20％，両松葉杖では 80％ までの免荷が可能となります．したがって臨床では，体重の 1/2 ～ 1/3 の免荷を目的とする場合には両松葉杖が，1/3 ～ 1/4 の免荷では片松葉杖が，1/4 以下の免荷では T 字杖が選択されます（図 3-36）．

　これらの道具の使い勝手には，本人の身体能力や周囲の環境要素が大きく影響します．例えば，杖歩行であれば上下移動は何とか可能ですが，歩行器や車いすは基本的に水平移動を行うためのものであり，上下の移動のためにはスロープやエレベーターが必要になります．また，歩行器や車いす，ストレッチャーなどは広くて硬い床面で使用されることを前提につくられており，日本家屋の畳の上や限られた空間スペースでは安定性や移動性において不具合が生じます．援助の受け手と送り手の両者のユーザビリティを考えるうえで，このような住文化的な側面についてもふれておくことがとても大事になります．

　一般的に，立位姿勢の安定性の保持には，身体の重心の位置と抗重力筋の筋力，支持基底面の広さが関係するといわれています．身体の支持基底面の違いから歩行補助具を比較すると，4 点支持の歩行器，2 点支持の松葉杖，1 点支持の杖の順に安定性は低くなります．しかし，移動動作の機能としてみれば，二足歩行での支持基底面に

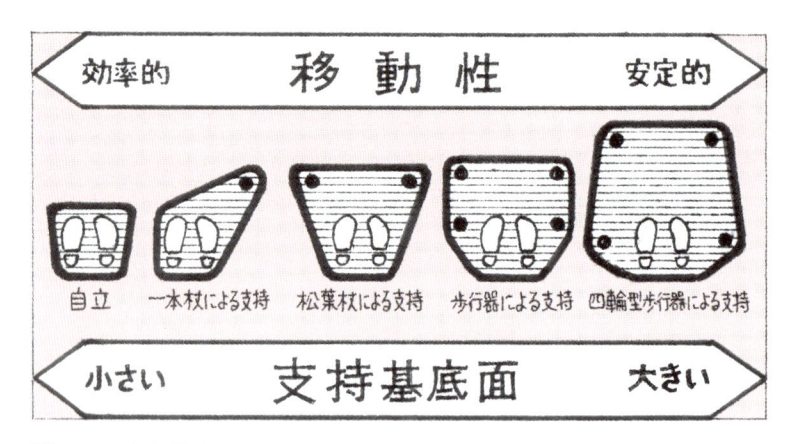

図3-37 歩行補助具における立位時の移動性と支持基底面の関係

近いほど，つまりその面積が小さいほど効率的であり，安定性とは相反するものとなります（図3-37）．

歩行代替用具である車いすは，着座してしまえば座位姿勢のままでの移動が可能です．車いすを用いる場合には，移乗動作が自立して行えるのか，それとも，部分的あるいは全体的に介助が必要なのか，というアセスメントも重要になります．いずれの補助具においても，対象の姿勢を保持する力や持久力などの移動にかかわる能力と，移動距離や移動時間との関係，そのときどきの症状や体調などを総合的に判断して，最も適切なものを選択する必要があります．

3 ｜「移動する」に関連する「看護の基本的機能」あれこれ

学生が演習で「移動する」ための援助を考える事前準備として，既習の「看護の基本的機能」との関連について少しふれておきます．「環境調整」では，移動空間である病室内のベッド間隔，床や廊下の素材や障害物といった物理的環境，移動時の介助者などの対人的環境，移動補助具の点検などの管理的環境があります．「コミュニケーション」では，移動時の動線を示すアプローチやランドマークなどによる情報伝達の方法なども重要なポイントとなります．「ボディメカニクス」には，効率のよい移動のための姿勢制御と重心移動の工夫や，援助する側の動作や姿勢などがあります．「安全・安楽」では，移動時の転倒・転落の予防や，慣れない環境下での移動時の緊張感や不安感を軽減するための援助などがあります．「倫理」では，患者の「安全な医療を受ける権利」や「自律」を保障する援助についてしっかりとおさえておくことが必要でしょう．

演習課題 移動する

① 対象の「移動する」を援助するための「看護の基本的機能」をそれぞれ再確認してみよう．
　既習の5つの看護の基本的機能，「環境調整」「コミュニケーション」「ボディメカニクス」「安全・安楽」「倫理」について，「移動する」ことに必要な要素を出しあって，実際の援助場面を考えてみよう．

② 自宅から最寄り駅，大学までの「移動する」手段を考えてみよう．
　自宅の玄関を出て，目的地につくまでの距離と所要時間，歩幅，歩行率，重複歩距離を測定してみよう．天候（晴れの日と雨の日）や体調の違いによる影響はどうだろうか．家族・友人における違いについても確認してみよう．

③ 教室から目的の場所（トイレ，図書館，食堂，駅など）に移動してみよう．
　独歩以外の（杖，歩行器，車いす，ストレッチャーなどを用いる）方法で「移動する」場合，普段とどのような違いがあるだろうか．車いすに乗って，あるいは杖をついて，目的の場所に移動してみよう．所要時間や必要な空間にどのような違いがみられるだろうか．どのような点で不都合や困難が生じるか確認してみよう．

(1) まずは日常の「移動する」を確認する

　学生には，まず自分や家族が日常的に「移動する」ことについて見直してもらいました．以下にAさんのレポートをご紹介しましょう．

Aさんのレポート（一部抜粋）

　普段の自分の「移動する」を確認するために，私は自宅から最寄り駅まで，通学時に歩数計をつけて，いつものように歩いてみました．自宅から駅までは約700mです．朝であれば速歩なので，いつも6分位で到着します．

　実験の結果，所要時間は6分で，歩数は806歩でした．これらの値から計算すると，歩幅は86.9cm，重複歩距離は173.8cm，歩行率（ケイデンス）は134.3歩/分でした．成人の重複歩距離は，速歩の場合は身長の1.1倍ですから，158.0cmの私では173.8cmになります．これは，成人の平均値とまったく同じ値でした．また，成人女性のケイデンスは，自由な速度で歩いたときには116歩/分となります．今回は134.3歩/分でしたが，速歩だったことを考慮すると，15%増し程度の値は妥当な数であると考えられました．

　比較として，同じ日の帰宅時にも計測してみました．その結果，所要時間は9分で，歩数は886歩でした．当たり前のことなのですが，急いでいる朝と時間を気にしない夜とでは，同じ距離でもこんなに値が違うのかと驚きました．帰り道では，歩幅は79.0cm，重複歩距離は158.0cm，歩行率（ケイデンス）は98.5歩/分となりました．

　家族にも，自宅から駅までの道を，歩数計をつけて歩いてもらいました．それぞれの所要時間と歩数から，歩幅，重複歩距離，歩行率を算出しました．私よりも少しだ

け身長が高い高校生の妹は，普段から歩くのが遅く，急いでも私のゆっくり歩いた場合と同じ速さでした．身長があるため，歩幅や重複歩距離は私よりも多かったですが，その反面，歩数とケイデンスは少なかったです．父は，いつも出勤時は駅まで私と一緒なので，所要時間は6分でしたが，歩数は715歩，歩幅は97.9cm，重複歩距離は195.8cmでした．母と祖母は，妹と同じで，重複歩距離は身長の90%を下回っていました．とくに祖母は，最近になって膝が痛むとのことで，体調によってはもう少し時間をかけて歩くこともあるということでした（図3-38）．

これまで私は，通い慣れた道を「移動する」ことについては，自分の経験や価値観だけで考えてしまっていたところがあります．しかし，今回の課題で家族の「移動する」を確認してみると，同じ距離の同じ道でも，「移動する」人によっ

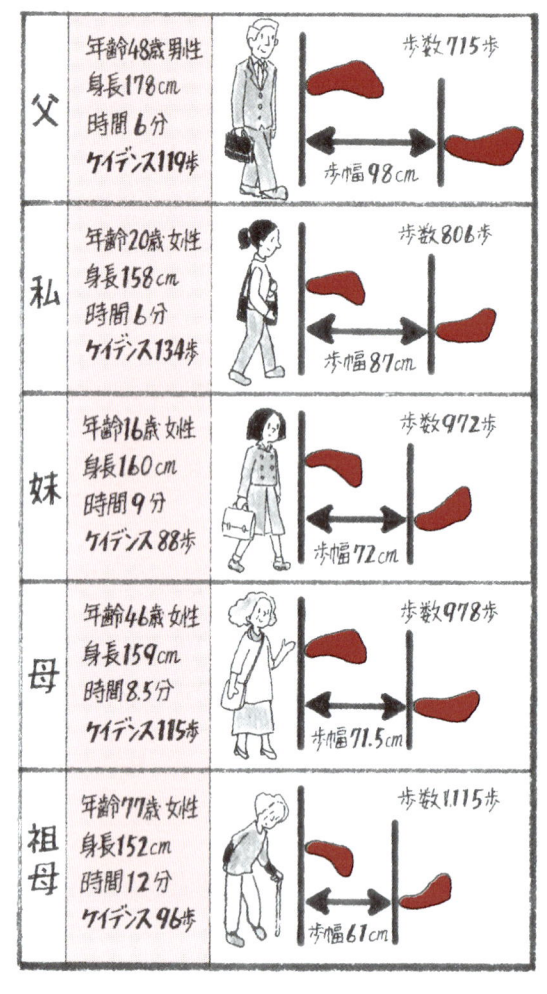

父	年齢48歳 男性 身長178cm 時間6分 ケイデンス119歩	歩数715歩 歩幅98cm
私	年齢20歳 女性 身長158cm 時間6分 ケイデンス134歩	歩数806歩 歩幅87cm
妹	年齢16歳 女性 身長160cm 時間9分 ケイデンス88歩	歩数972歩 歩幅72cm
母	年齢46歳 女性 身長159cm 時間8.5分 ケイデンス115歩	歩数978歩 歩幅71.5cm
祖母	年齢77歳 女性 身長152cm 時間12分 ケイデンス96歩	歩数1,115歩 歩幅61cm

図3-38　Aさんの家族の700mの「移動」数値

て，1人ひとり所要時間や歩数が異なることが改めてわかりました．今までは，歩数計の示す数値だけで，「移動する」ことの活動性の程度を判断する傾向がありましたが，これからは，個人の歩幅，重複歩距離，ケイデンスなどを把握したうえで，その人の「移動」能力をアセスメントしたいと考えます．

以上のように，演習の導入として，学生たちにはまず自分の日常における「移動する」を見直してもらいます．随意運動として無意識的に行っている移動動作を改めて意識することから始めて，次第に援助する視点についても気づけるよう，演習を組み立てる工夫をしています．

（2）いつもと違う手段や方法で「移動する」

演習では，杖や車いすを使用して，学内の主要な場所や駅までの道を自由に「移動する」ことで，学生たちに，普段の移動との違いについて考えてもらいました．演習の設定として，『「移動する」ための補助具を使用して，対象者および援助者の安全・

表3-1 「移動する」のグループ別演習（抜粋）

グループ	タイトル	主な内容
A	車いすで街を「移動」してみよう	車いすを使って，大学から最寄りのコンビニ，郵便局，駅の改札を抜けてホームまで移動し，操作性や安全性，環境面，使用時間，心理面，などについて検討した．
B	高齢者体験から「移動する」ことを考える	高齢者用体験セットを装着して，学内を移動した結果をもとに，普段の移動動作との違いや，看護援助に必要な視点について話しあった．
C	学内を車いすで「移動する」	学内での1日の生活を，すべて車いすに座って体験した結果を，グループで話しあった．
D	杖を使って上下移動する動作と看護援助について	杖を使って，階段やスロープなどを上下移動し，上手な動作方法や安全・安楽・安心を保障する援助の方法について検討した．
E	歩行器で学内を「移動する」	歩行器を使って，学内の主要な場所を「移動」した結果をもとに，とくに床と和室の畳の上での移動性の違いに着目して，使用場面による適切な補助具の選択について話しあった．
F	移動手段の違いによる所要時間の比較から対象者の体験を考える	独歩および杖歩行，歩行器，車いすの補助具を用いたそれぞれの移動方法について，教室から主要な場所（図書館，食堂，更衣室，駅）までに要した時間を比較し，対象者の生活体験について考えた．
G	安全なトランスファーについて	片麻痺体験セットを装着して，ベッドから車いすへの移乗，移送，車いすからトイレの座面への移乗，について，対象者および介助者の安全・安楽を考慮した援助の方法を検討した．
H	車いすの乗り心地に配慮した看護援助の方法	車いすに着座して移送される側の体験をふまえて，「対象者の乗り心地」の視点で，望ましい看護援助の方法について検討した．

安楽を保障することができれば，演習の中身については各グループに一任します．自由でユニークな発想を期待します』としたことから，それぞれのグループから多様性に富んだ報告がありました．

表3-1は各グループの演習内容を抜粋してまとめたものです．高齢者や片麻痺の体験グッズを装着して杖歩行したBグループやGグループ，学内での1日の移動のすべてに車いすを使用したCグループなど，学生の発想力の豊かさには正直驚かされました．可能であれば，すべてのグループの成果をご紹介したいところですが，今回は，グループ演習の内容と課題レポートについて，一部抜粋してお示しします．

Hグループは，「対象者の乗り心地」というキーワードで，車いす移動における看護援助の方法を検討しました．以下は，Hグループの学生Bさんの個人レポートを一部抜粋したものです．

Bさんのレポート（一部抜粋）

【使用した文献】能登裕子，塩満春彦，齋藤誠二，他：乗車者の乗り心地を考慮した車いすの発進・停止操作方法の検討．日本看護技術学会誌9：83-93, 2010．

　私たちのグループでは，車いすに乗って学内や学外を「移動する」演習を計画して実施しました．グループメンバー全員が，「車いすに乗って移送される体験」と「車いす

に乗った人を移送する体験」の両方の役割を経験しました.

　まず,「車いすに乗って移送される体験」では,援助者が事前に声をかけてくれないと,座っていて安心できませんでした.その理由は,動き始めと停止のときに,身体が少し前のめりになるような感じがしたからです.この感覚は,グループのメンバーによってもさまざまでしたが,急に動いたり止まったりした場合は,身体が車いすから投げ出されるのではないかという不安があり,とくに怖く感じるようでした.また,全体として声かけがあると安心という点では共通していました.

　次に,移送の援助側での気づきを述べます.先の患者側の体験から,私は,車いすを発進させるときと停止させるときに,必ず声かけをすることを心がけました.また,急に動き始めると前に倒れそうで怖かったため,なるべくゆっくりと動き始め,徐々に減速して止まるようにしました.しかし,車いすに乗っていた患者役の人からは,「いつ動き始めるのか,いつ止まるのか,少しじれったい感じがする.もう少しスムーズに動かしてもらったほうがよい」とコメントをもらいました.移送のスピードに関しては,「ちょうどよい」と評価してもらいましたが,本当にそれでよかったのかは疑問でした.

　以上のような演習の体験をふまえて,私は「移送」「車いす」「速度」というキーワードで文献検索をした結果,看護援助につながるエビデンスを見つけたのでレポートします.能登らは,健常者12人を車いすの乗車者として,臨床経験6年の看護師がそれぞれに移送する実験の結果から,乗り心地のよい車いすの発進と停止の速度を報告しています.その結果,発進では1.8 m,停止では1.3 mおよび1.0 mよりも短い操作条件において,乗車者の上半身が前方に傾斜し,主観的な乗り心地が低下しました.また,減速に要する距離が1.0 mよりも短い急停止の際に,大腿直筋に活動が生じて,呼吸数も増加しています.これらより,乗車者の乗り心地を考慮した望ましい車いすの移送援助として,以下の2点があげられています.
① 発進は,1.8 m以上の距離を使って加速することで乗車者への負担を軽減できる.
② 停止は,少なくとも1.0〜1.3 mよりも前の位置で減速を開始することが望ましい.
③ 停止する地点の0.4 mよりも短い距離からの急速な減速は避けるべきである.

　これらのエビデンスをグループメンバーと共有して,もう一度,車いす移送をやり直してみました.能登らの報告のように,発進の1歩目と2歩目をいつもの半分の歩幅にして,3歩目と4歩目を通常の歩幅にして進むと,加速までの距離は1.8 m以上となり,対象者の評価も「スムーズでよい」とのことでした.停止についても,最後の5歩を,普通の1歩→やや小さめの2歩→半分の1歩とすることで,スムーズに止まることができました.ただし,これは援助側の体格にも関係しており,援助される側の反応も人によってさまざまでした.したがって,これらのエビデンスを参考にしながら,患者さんの好みや状態をふまえた応用が大切だということがわかりました(図3-39).

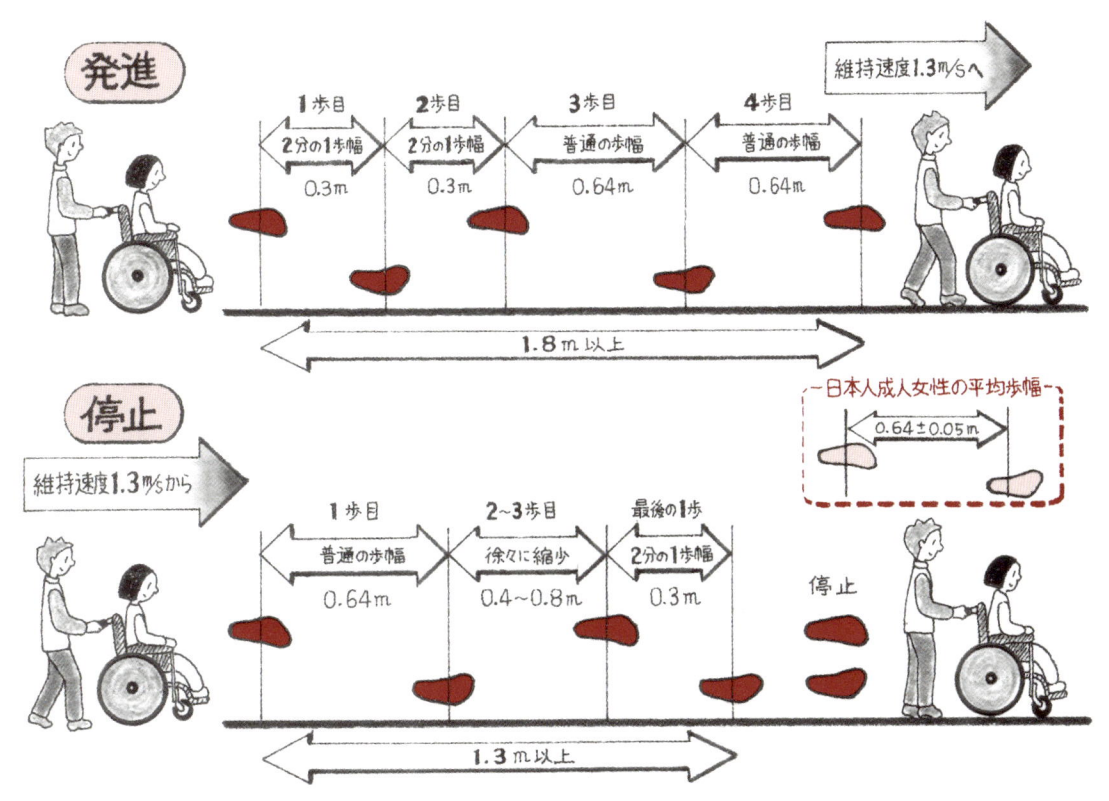

図3-39　乗り心地のよい車いすの「発進」と「停止」

　この学生とグループメンバーの学習展開としての素晴らしい点は，演習での疑問をもとに文献検索し，見つけ出した論文のエビデンスをふまえて，検証するために追加の演習をさらに組み立てたことです．そしてまとめには，論文のエビデンスの評価に加えて，「対象者の状態に応じて嗜好や個別性を考慮した援助が重要である」としている点には，学生たちの限りない可能性をみた思いでした．

4 ｜「移動する」ことを日常生活の延長として捉える

　図3-40 に示すように，「移動する」ことは，多くの場合，「食べる」「排泄する」「活動する」「眠る」「清潔にする」といった基本的かつ日常的な生活行為を行うための手段であり，それぞれの行為と行為をつなぎあわせる役割を担っています．前にも述べましたが，私たちが自分の意思で自由に空間を移動できることは，人間の基本的欲求を満たすための要件であることを，繰り返し学生には伝えるようにしています．学生のレポートのなかには，車いすでトイレまで移送された演習体験を振り返り，「自分の意思でトイレまで自由に移動できないことが，どれほど辛いことかを思い知りました．患者さんが，排泄に関する援助を看護師に頼むということは，本当に覚悟のいることだと思います．援助技術はもちろん大事ですが，私はそれにプラスして，このような患者さんの覚悟をいつも忘れずに援助していきたいです」といった内容をまとめ

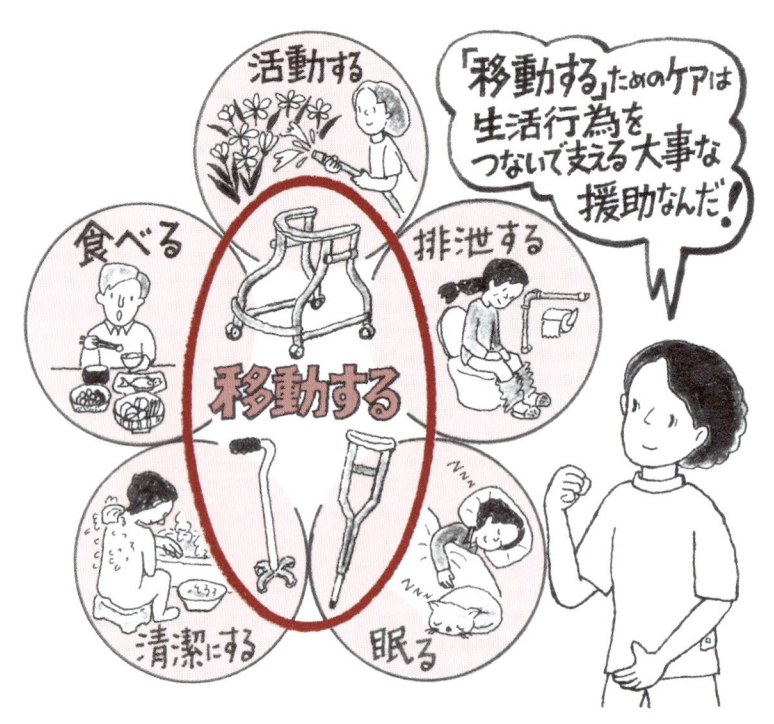

図 3-40　日常生活援助における「移動する」の位置づけ

られたものも多く見られました．

5 ｜「移動する」ことへの看護援助を創造する

　対象者の「移動する」ことを支える看護援助においては，その人が「何ができて，何ができないのか」，また，「何をしてもよくて，何をしてはいけないのか」という異なる2つの視点からADLをアセスメントする必要があります．その結果，1人で自立して自由に移動してもらうのか，それとも，看護師の見守りを必要とするのか，あるいは，看護師が部分的または全面的に手伝うのか，といった具体的な援助の範囲が決まります．さらに，看護師は対象者の生活動作の癖や傾向を適宜アセスメントして，そのときどきで最も確実で安全かつ安楽な動作方法や手段を選択するための看護援助を創造しています(図3-41)．

　臨地実習における日常生活援助の場面では，学生が対象の「移動する」能力を「セルフケア能力」の1つの部分として査定する機会が多くなります．しかし，対象の状態をアセスメントして移動能力を把握し，それぞれにあった移動手段や方法を選択して援助し，その効果を評価する，といった看護過程の展開までには多くの時間と経験を要することになります．なかでもとくに，対象者の病態や症状によっては，「できること」と「してよいこと」が必ずしも一致しないという点は，学生たちにとって，知識として理解することはできても，実際の援助につなげることが難しいようです．この

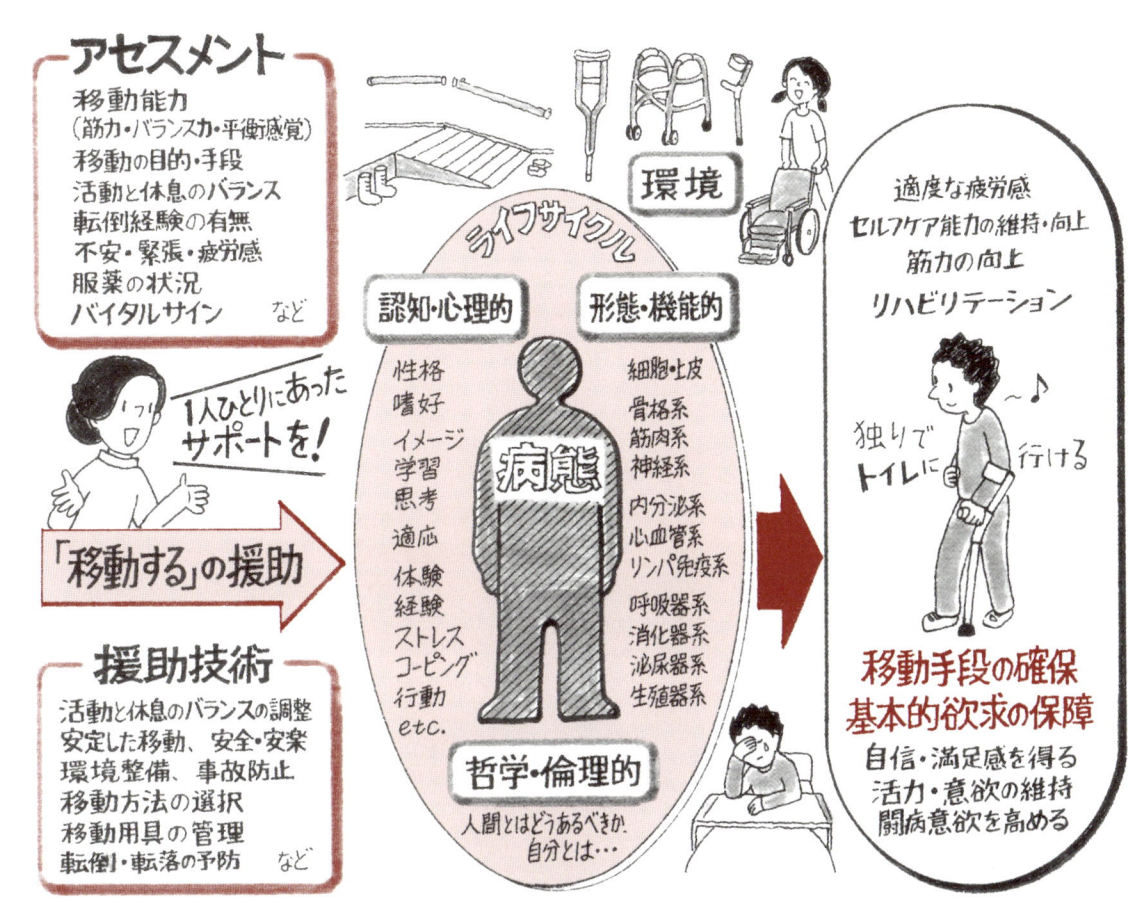

図 3-41　看護援助技術と効果

ように，実践的な応用力が要求される「移動する」の援助については，講義や演習で基礎的な考え方をしっかりとおさえたうえで，実習とうまくリンクできるように，援助の視点を繰り返し伝えていくことが重要だと考えています．

参考文献

1) Cook AS, Woollacott MH(著)，田中 繁，高橋 明(訳)：モーターコントロール―運動制御の理論と臨床応用，原著第2版．医歯薬出版，2004．
2) 松澤 正(監)，松原勝美：移動補助具―杖・歩行器・車椅子，第2版．金原出版，2009．

第Ⅳ章

「看護援助の基礎のキソ」を看護技術教育につなぐ

この章では，これまで紹介してきた「看護援助の基礎のキソ」を実践で活かせる技術へとつなげるために不可欠な議論として，技術学としての看護学についてまとめるとともに，基礎教育をさらに専門的な技術の学習へと発展させるべく，今日行われている看護技術教育のいくつかについて紹介します．

1 実践の学として看護を考える

　看護系の書籍・研究論文は近年，急速にその数を増し，量，質ともに確実に充実し，看護学の発展の経緯を物語っています．これら看護学の専門書のなかで，とくに目を引く語彙に〈技術〉〈実践〉〈質的研究〉などがあります．これらの語彙が多く使われる理由は，看護学が実践を機軸に成立している学問である由縁と考えられます．

　このような看護学の特質を理解するため，まずは「技術学としての看護学」について，まとめてみたいと思います．

1 │ 「技術」概念の変遷

　「技術」という言葉を辞書で引くと，第1番目の意味として「科学を実際に応用し，人間生活に役立てるわざ」，第2番目の意味として「ものごとを巧みに行うわざ」（岩波国語辞典）とされています．前者は，科学に裏づけられた技術として定義され，後者は人間の経験的な手わざをも重視した技術だと考えられます．技術の概念をどう捉えるかは，これまで多くの哲学者や科学者によって異なった意見があります．20世紀の中ごろ，日本でも技術が，労働手段の社会的大系（大系説）か，あるいは客観的法則性の意識的適応（適応説）かで論争があり，歴史的にみると，時代を反映したものとして，その言葉の意味を変え，今日に至っています．そのことを最も明瞭に表す例として，中岡は「…19世紀初期ごろまで，日本語の技術という言葉に最も近い用例で用いられる英語はartであった．もちろん，この言葉はラテン語のars（術）に語源をもっている．だが産業革命のころからエンジニアリング（engineering）という言葉が社会的に普及しはじめ，前者は人間の手にする術に近いところで，後者は機械や土木システムに近いところで，と使い分けが始まる．テクニック（techniques）だとかテクニカルエデュケーション（technical education）だとかテクノロジー（technology）だとかいった言葉が社会に頻繁に登場するようになるのは，19世紀後半以降であるように思われる」と，「転換期における人間〈第7巻：技術とは〉」において記している．

　日本語で「技術」と訳されている言葉の語源をたどると，世界が中世までの宗教的世界像から国家的世界像へ，さらには19世紀後半からの経済中心の世界像へと移り変わっていく経緯と，きわめてリンクしていることがうかがえます．なかでも19世紀という時期に，社会が急速な変化を遂げ，技術もテクニック→エンジニアリング→テクノロジーとその概念の重心が変化し，今日のような経済を中心とした工業化・情報化社会へ向かったことは，特筆すべきことと考えられます．このような技術概念の変

化の最大原因は，それまで異なる存在であった科学と技術の関係が，社会構造の変化に伴って親密になったことがあげられます．

2 アルス(ars)の技術概念

　　西欧において19世紀初めごろまでは，純粋知を求め自然をありのままに客観的に認識していこうとする科学(science)と，ギルドやマニュファクチャーに属し，対象に対して積極的に身体で行おうとする技術とは少なくとも直接的なかかわりはなかったといわれています．つまり科学は，キリスト教的な世界観から脱皮して，純粋知を求めるようになって以後，真理を追求していくための〈知〉の領域にとどまり，近代科学の成立を迎えました．一方で技術はアルスという意味が強く，専門的な職人層の中に実用的な人間の技として定着していました．

　　このアルス(ars)としての技術を山崎は，「技巧」「儀礼」「作法」の3種類の分類に基づいて説明しています．つまり「技巧」とは，物を加工し価値の生産を行うアルスで，後にartとしての技術へと変化していくアルスです．ここには目的の限定，過程の合理化，行動の効率化の意識がすべて萌芽として含まれています．「儀礼」とは，純粋に自己制御のためのアルスで，目的の限定を欠いたままで願望を含むさまざまな感情に表現の形式をあたえ，それによって感情の混乱を制御するアルスです．結婚，葬送，収穫，戦闘といった，さまざまな激情的な事件に耐えるために，また宗教において，神との一体化を願う神秘主義的な衝動をおさえるために，このアルスは複雑な手続きで行動を抑制しました．

　　また「作法」とは，いわば前二者の中間的性格をもち，価値を生産しながら自己抑制を行うアルスです．多くの場合，これは快楽を伴う消費行動に現れ，限定された目的実現の見かけをとるが，効率の点で技術と正反対の役割を果たしています．食事の作法が典型的に示すように，それは美味の満喫という目的実現を目指しながら，複雑な手続きでその過程を引き延ばし，快楽の充足がやがて不快に逆転しないように，むしろそれを遅らせる働きをみせるのです．

　　これらのアルスの技術に特徴的なのは，常に身体的な要素を伴うことによって，行動の定型化や抑制が求められる点です．これらは一見，非合理的，非効率的ではあっても，結果的には人間の内面的な人格の秩序づけに，大いに役立っていると考えられます．看護実践のように生身の人間が直接，技術を生み出す媒体である場合，これらのアルスとしての技術は重要な位置づけにあると考えられます．このようなことは，わが国の伝統的な職人の世界にもきわめて一般的にみられており，茶道や華道などの「○○道」も，その一例と考えられます．

3 テクノロジー(technology)の技術概念

　　産業革命の技術革新によって，それまで人間の手に個人的能力として保持されてい

た技術は，機械の複雑なシステムや，それを補完する人間の分業システムに置き換えられるようになっていきました．そして，これらの成果は，自然科学領域での新しい科学を多く生み出す原動力ともなったのです．19世紀中ごろ，国家社会から経済社会に世界の重心が移行すると同時に，これまでの経験世界ではまったくなかったような種類の技術（電気技術，無線技術，有機体合成技術など）が登場します．これは，テクノロジーといわれ，科学に裏づけられた，あるいは科学と一体化した，理論先行型の技術の形です．

　この技術の成果の具体例をあげると，自然界では起こりえない特殊環境下で合成されたゴムやプラスチックなどの，高分子化合物に代表される新素材，物理学の高温超伝導現象を利用したリニアモーターカーの開発など，あげればきりがないほど多く存在します．近年になって急速に進んだ，このような科学理論先行の技術開発は，人間の生活を一変し，これまでにない豊かな繁栄を人間社会にもたらしました．しかし，一方では自然破壊や，人間社会の崩壊など，地球規模の多くの問題も抱えることにもなったのです．

　しかしわれわれは現在，このテクノロジーの成果によって，あまりにも多くの恩恵を受けており，決して後戻りできない状況にもあります．医療での身近な例をあげるならば，CTスキャン，MRI，X線撮影機器，レーザーメス，輸液パックから輸液ルート，各種生体監視装置まで，あげれば切りがないほど現代の医療はテクノロジーに委ねられており，現実には，これらによって多くの病気が克服され，大勢の人命が救われています．

　看護場面においても，看護技術を遂行するうえで，このテクノロジーを無視しては実践活動に支障をきたす状況にもなっています．テクノロジーと看護実践とは関係ないので詳しいことは知らない……では済まされません．このような現実にあって，看護技術もテクノロジーと共存するためには，自らの技術のなかにどのようにそれらを看護技術として位置づけ，そして取り込んで実践活動に反映していくかは，今後の重要な課題の1つなのです．

4 ｜ 工学にみる技術学とは

　さてここで，工学の分野を例にして，技術学の在り方を考えてみましょう．工学の分野では，エンジニアの実践活動を，技術学という位置づけで捉え，人間生活に役に立つ物づくりを行っています．例えば，建築技術者が実際に建造物を建てるためには，まず設計部門の技術者が，その場所の特性をよく理解したうえで，どのような建造物を建てたら人間の生活にとって幸せで嬉しいのかを構想し，その構想を提案します（設計＝デザイン）．これに対して，計画を具体的に実施する製作部門の技術者は，提案された設計をどう理解しつつ，どうすればこれらが理論的に可能か，実際に建てられるかどうかを，経験や知識との照合を通じて実施していくための基本設計を検討します（壊れないための科学的な裏づけを保障）．これらは，設計技術学と構造技術学

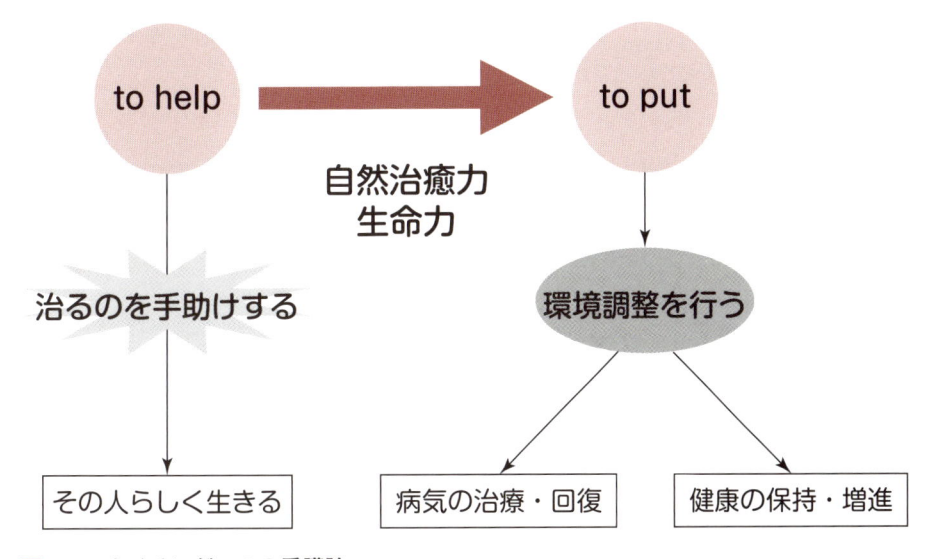

```
         to help  ──▶  to put
            │   自然治癒力   │
            │    生命力     │
       治るのを          環境調整を行う
       手助けする            │
            │         ┌─────┴─────┐
   その人らしく生きる   病気の治療・回復   健康の保持・増進
```

図 4-1 ナイチンゲールの看護論
(野島良子：看護論. p.32, へるす出版, 1984 より改変)

の双方によって行われ，それらの教育は，実際には現場での経験に伴って得られるが，大学での教育では，設計技術学は，○○法や××論として講義され，構造技術学は△△演習や□□実習として学習されます．

　工学，とくに建築学において，技術学がこのような形で教育される理由は，対象である人間の欲求や好みがすべて異なっており，その対象に対して直接的，特定的に働きかけねばならず，きわめて個別的で具体性を実現できる教育が必要とされるからです．しかし，これらの教育が，真に技術学教育として行われるためには，基礎工学の領域の充実と支援がしっかりとなされていることは絶対的必要条件となります．

5 │ 看護実践における技術の特質

　それでは，技術学としての看護学の特質について考えてみましょう．看護における技術の特質を最初に論じたのは，近代看護の創始者であるフローレンス・ナイチンゲール（Florence Nightingale）でしょう．ナイチンゲールは，看護の実践活動を "art of nursing" と述べ，図 4-1 に示すように，その人らしく健康を取り戻すことができるように（to put），環境調整を通じて手助け（to help）し，自然治癒力（vital power）を高めることの営みを看護のアートと定義しました．ナイチンゲールが述べたアートとしての技術は，訓練（practice），熟練（skill）された行為で，意識的に適応され，合理的な裏づけとしての科学的な認識を含む行為こそが，アートとしての技術であると定義しています．ナイチンゲールが述べたアートとは，時代背景からも，前述したアルスの技術概念を十分に認識した論拠であると推察されます．現代科学の出発点であったこの時期に，アルスの技術概念のなかに科学的な認識の必要性を主張し，その後の看護学の基盤を築いたナイチンゲールの功績は実に大きいものがあるといえます．

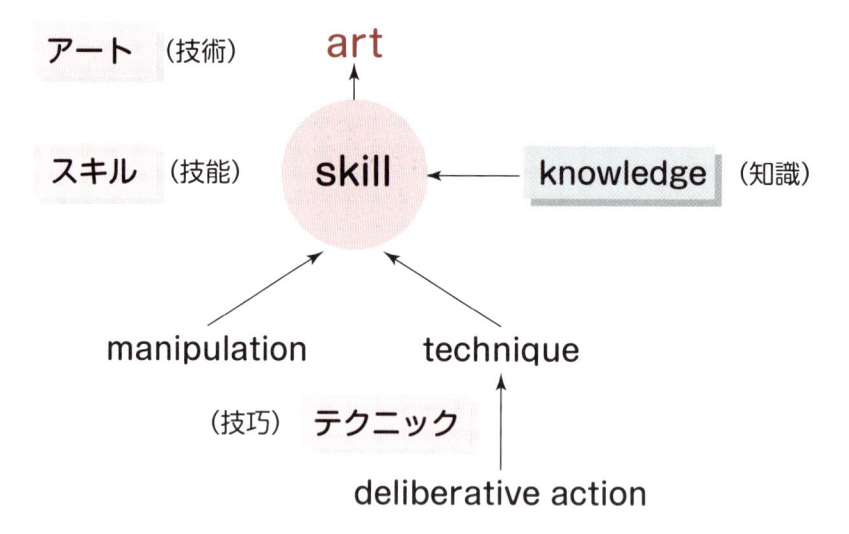

```
アート （技術）        art

スキル （技能）       skill  ←   knowledge  （知識）

            ↑    ↑
       manipulation  technique
                      ↑
           （技巧） テクニック
                      ↑
              deliberative action
```

図4-2 ウィーデンバックの看護論
(野島良子：看護論. p.78, へるす出版, 1984 より改変)

　ナイチンゲールの没後, 20世紀の中ごろまでは, 看護実践における技術概念に, 特段の大きな変化はありませんでした. しかし, 20世紀の中ごろの科学革命をきっかけとして, さまざまな看護の理論家が登場し, 看護実践での新たな技術概念が唱えられました. その1人にアーネスティン・ウィーデンバック(Ernestine Wiedenbach)があげられます.

　ウィーデンバックは, 看護実践活動における技術をアートとし, このアートとしての技術を, 彼女自身が科学的な知識に基づいた行為として位置づけた技能(skill)よりも上位の概念として位置づけました(図4-2). ウィーデンバックは, アートとしての技術を「個別化された行動」であり「患者との1対1の関係のなかで遂行されるもの」と述べ, 画一化・抽象化の形で整理された知識に基づいた技能とは別の, 個別的で具体的な行動に結びつく技術要素が看護実践活動にとって, きわめて重要であることを述べたものです. このことについてウィーデンバックは, 看護実践において最も重要な技術表出の道具は, 看護師自身であり, 看護師と患者の関係性のうえで, アートとしての技術実践が現実化しうることを示唆し, それこそが看護技術の独自性であることを主張しました.

　その他, これまでに多くの看護理論家たちが, 看護実践活動における技術概念については, さまざまな形で論じられています. 現代は, 科学技術の急速な進歩によってもたらされた高度情報化社会が急速に進化し, 一方で, その反省と改革も進められています. 同時に, 急速な超高齢社会を向かえるに従って, われわれは一層, 人間生活の在り方や健康観の在り方などが問い直され, その変化が求められています. そのようななかで, 看護実践でのアートとしての技術を主体に考える技術学としての価値が, 現代社会には必須となっており, これらを担うべき看護学への期待と要求は高まっているのです.

6 | 技術学としての看護学

　実践から生まれる技術の発展過程では，既存の科学領域の知識との関連も含め，実践段階での失敗や成功例を通して，その成果を丹念にマニュアル化し，そこから得られた新たな法則を含め，大系化することにより，看護実践諸要素にかかわる独自の，領域を確立していくこと，それこそが看護学の特質です．

　このような看護学において，科学としての学問的基盤を導くためには，注意すべき2つの重要な点があります．その1つは，現代の看護の実践場面においては，基礎科学領域の知識を十分に理解・応用しながら，基礎科学との相互作用を通して実践の成果を丹念に記述し，マニュアル化や大系化を進めていく必要があるということです．現代の医療は，きわめて高度な科学技術の環境におかれており，これらの基礎となっている科学との相互作用をもつことは，看護技術の発展にとって大いに重要であると考えられるからです．看護の技術マニュアルは，〈やり方書〉として終始するのではなくて，そのなかに，現代の科学で説明できる範囲での根拠を見失ったものは，単なる「やり方」としてのみ継承され，新たな発展の可能性がきわめて低いと考えられます．基礎科学との対話のなかで丹念に記述することこそ，新しい科学を産む原動力になるのです．そしてそれこそが技術学としての看護の在り方なのです．

　もう1つは，昨今の看護研究ブームといいえる事態での危惧です．つまり，これまでの科学的認識とは異なった方向で，事象を捉えようとするあまり，ことさらに形而上学的な方向に逸脱してしまうのではないかという危惧です．これらのことに関しては，現在多くの看護学者や実践家たちによって議論・検討されながら，その新たな科学性の在り方などについて，看護理論を介して検討が加えられています．これらの理論は，看護学における人間・技術学としての立場を築いていくために，重要な役割を果すものと考えられ，技術学に裏づけられた看護学の構築に大きな礎を導いていくものとして期待されます．

参考文献

1) 中村静治：技術論論争史．青木書店，1975．
2) 本多修郎，鈴木高明：技術学概論．朝倉書店，1974．
3) 村上陽一郎：技術とは何か―科学と人間の視点から．日本放送出版協会，1986．
4) 中岡哲郎：技術とは．宇沢弘文，藤沢令夫，河合隼雄(編)：転換期における人間，7巻．pp.265-293，岩波書店，1990．
5) 坂本賢三：先端技術のゆくえ．岩波新書，1987．
6) 飯田賢一：技術史―人間と技術のふれあい(放送大学教材)．放送大学教育振興会/日本放送出版協会，1990．
7) 山崎正和著，中埜 肇(編)：現代の人間観と世界観．pp.24-34，日本放送出版協会，1988．
8) ジェームズ・カービル(著)，三輪修三(訳)：工学を創った天才たち．工業調査会，1986．
9) トーマス・クーン(著)，中山 茂(訳)：科学革命の構造．みすず書房，1971．

10) 長町三生：現代の人間工学．朝倉書店，1986．
11) 正田亘：人間工学．恒星社，1997．
12) 小原二郎：人間工学からの発想─クオリティライフの探求．講談社，1982．
13) 坂本百大：技術哲学．下村寅太郎(編)：哲学研究大系，第7巻．河出書房新社，1979．
14) 星野芳郎：星野芳郎著作集第1巻．技術論．勁草書房，1978．
15) F. ナイチンゲール(著)，湯槙ます(監修)，薄井坦子，小玉香津子，田村真，他(訳)：ナイチンゲール著作集，第2巻．pp.75-156，現代社，1974．
16) アーネスティン・ウィーデンバック(著)，外口玉子，池田明子(訳)：臨床看護の本質─患者援助の技術，第2版．pp.54-83，現代社，1984．
17) ジョイス・トラベルビー(著)，長谷川浩，藤枝知子(訳)：人間対人間の看護．医学書院，1974．
18) ドロセア・オレム(著)，小野寺杜紀(訳)：オレム看護論─看護実践における基本概念，第4版．医学書院，2005．
19) メヂィカルフレンド社(編)：看護技術論．メヂィカルフレンド社，1977．
20) 川口孝泰：ベッドまわりの環境学．医学書院，1998．
21) 川口孝泰，根本清次：技術学としての看護学の立脚に向けて；工学における技術学の成立過程をとおして．兵庫県立看護大学紀要．1：27-34，1994．
22) 野島良子：看護論．へるす出版，1984．

2 実践能力を育む技術教育の展開

　看護実践の要となる援助技術を学ぶうえで，臨地実習は絶好のチャンスです．しかし臨地実習を取り巻く状況は刻々と変化してきています．臨床現場では，患者の重症化，医療の高度化，在院日数の短縮化などが起こっています．患者の重症度に学生がついていけない，1人の患者にじっくりと向きあい看護過程を展開した看護援助を実習期間内に経験できない，学生が対象者に対して看護技術を実施できる機会が少ないなどの問題が生じています．このような状況を鑑みると，教育者はこれまで講義や演習で学んできた知識や技術，専門職業人としての態度を統合する位置づけにあった臨地実習に対する認識の転換を迫られています．さらに卒業時点で求められる看護実践能力は，原理や根拠を重視した正確な技術の獲得に重きをおく教育現場に対して，臨床現場では正確な判断と確実な技術とともに臨機応変な行動がとれることを求めていることから，学生自身が習得してきた実践能力と臨床現場から要求される実践能力との乖離が生じており，看護基礎教育における教育方法の再考は喫緊の課題といえます．

　このような状況のなかで，学生に対して何を，どのように教育していくのかについて，教育の在り方に問題を感じ始めている教員は少なくないでしょう．パトリシア・ベナー（Patricia Benner）は，臨床状況に対応するためには，臨床と実習室での教育を分断することなく全体として統合することが，状況にあわせた臨床能力の習得に欠かせないこと，さらには**学生の学習を統合するための教育の転換**を強調しています．

　すなわちベナーが指摘する教育の転換とは，「脈絡から切り離された知識を網羅すること」から，「特定の臨床状況における重要性・非重要性の識別力」「状況下での認知」そして「行動を教える」教育への転換，「臨床現場と教室における教育を区別すること」から「教室と臨床での教育の統合」への転換をあげています．看護技術を習得するために，前後の脈絡から切り離した模範例（デモンストレーション）の提示，マネキンや学生同士の学習は基本援助技術を学ぶスタート地点で必要であっても，その能力を確認するためのテストは臨床ではまったく役に立たないとしています．実際に初学者は学習している看護援助技術がどのような状況や場で実践されるのかをイメージできないために，教員がデモンストレーションのなかで発する動作そのものをまねて覚えようとする傾向にあります．しかし，看護実践の基盤となる看護援助技術を習得するためには，患者の状態や状況を捉える力，そのために学んだ援助技術をどのように患者にあわせられるかを考えていく力が求められるのです．

　看護を具体的に実践するための方法，また考える道筋として看護過程があげられま

す．看護過程は対象者にとって必要な援助を見極め，患者に対してベストな実践（best practice）を行うための思考のプロセスです．これは，対象者を観察し**アセスメントすること**から始まり，**看護問題を明確化**し，**計画**，**援助の実施**，達成できたかどうかを**評価**するものです．そのため授業のなかでは，看護技術の手順や方法だけでなく，援助を行ううえで対象者のセルフケア能力を十分にアセスメントすること，対象者の安全，安楽を守りつつも，自立を阻むものでないのかなど，個別性を重視した方法であること，さらに対象者にとってどのような効果があったのか，それら一連のプロセスのなかで，その人にとっての best practice であることを理解していくことが求められます．多くの教育現場では学生やシミュレータが技術習得のための対象となっており，このことは臨場感がないばかりでなく，このプロセスをたどりにくい一因になっていることが考えられます．そのため，これからの看護援助技術の教育方法を検討していくうえで重要な視点は，よりリアルな状況を再現し，学習者が対象者にあわせて援助技術をどのように実践していくのか，経験したことを振り返り自らで深めることができる教育ツールとそのための支援方法の在り方です．

　看護実践能力をどのように高めていくか，そのための教育法を検討していくことは早急に検討していくべき課題です．ここでは，新しい教育方法について紹介しましょう．

1 ｜ e-learning を活用した方法

　学生がいつでもどこでも簡単に学習に取り組むための教材開発と学習支援環境を構築した取り組みが報告されています．大阪府立大学では 2005（平成 17）年から 2007（平成 19）年の 3 年間，現代的教育ニーズ取り組み支援プログラム（現代 GP）において，新たな教育方法の開発を行っています．開発した e-learning 教材は，看護実践能力の獲得を支援するために，臨地実習での体験型学習機会の質的向上，学生の主体的な学習態度を育成することを目的としています．実際には各領域から作成された看護事例教材を体系化し，教材データベースの蓄積を行っています．蓄積された事例は看護場面や対象をイメージしやすいように音声や画像などのマルチメディアを活用していること，本体は PSP®（プレイステーションポータブル）で手軽に携帯できるもので，実習前の貸し出しなどを行って，学生の学習環境支援に役立てています．これらの取り組みは，学生の情報活用の実践力，看護実践力との相関は有意であったと報告されています．さらにこの成果は，2012 年には電子教科書と e-learning コンテンツの組みあわせによる新たな学習方法の開発と検証に取り組む段階まで発展しています．

　そのほかに看護技術を e-learning で確認，習得できる学習教材が開発されています．これまで看護技術を習得するために，教科書で原理を学ぶと同時に視聴覚教材（ビデオや DVD など）を活用して学習してきました．しかし，これらの教材は高価で

あるにもかかわらず，看護技術の検証などによりエビデンスが解明され，手技や手順の変更が加わってもすぐに改訂されないなどの問題があります．このような問題を解消したものが，クラウド型看護手順管理ツール（ナーシング・スキル日本版）です．このツールの特徴は，随時内容がアップデートされるためエビデンスに基づいた最新の看護手順をタイムリーに入手することができ，インターネットでいつでもどこからでもアクセスが可能であることです．これらの教材を効果的に活用するためには，学生自身が興味をもち，主体的に学習していく姿勢の育成が期待されます．

2 ｜ シミュレーション教育

　ベナーらは経験学習と状況学習の両方が看護学教育の中心であり，経験学習によってのみ，現実の複雑で混沌とした**状況を理解する**ために必要な知識を学習することができると述べています．この経験学習をうまく取り入れられるのがシミュレーション教育です．シミュレーション教育とは，「臨床を模倣，再現した生況のなかで人や物にかかわりながら専門的な知識と技術や態度を学んでいく方法である」とされ，教育手法の1つとして，また技能訓練の評価ツールとして用いられています．近年，看護学領域においても実習を補完する新たな教育手法としてこのシミュレーション教育が注目されています．

　シミュレーションを臨床状況の再現という観点からみると，忠実性・再現性の低いものから高いものまでさまざまなレベルがあります．忠実性・再現性が低いものには，ペーパーペイシェント，学生同士のロールプレイがあげられます．採血モデルや注射モデルなどのタスク・トレーニングは中間に位置します．忠実性・再現性が高いものには模擬患者やHPS（Human Patient Simulator）を用いたフルスケールシミュレーションがあげられます．HPSは，コンピュータで制御され異なる年齢，性別，さまざまな健康状態の人の状態を再現するようにプログラムされており，血圧値や心拍数などのバイタルサインをケースにあわせて再現することができるものです．また学習者の介入によって変化させる機能が付加されるなど，年々より精巧になってきています．さらにフルスケールシミュレーションはHPSを患者に見立て，実際に患者への看護を行っている様子をビデオで録画し，録画された行動を見ながら振り返りを行う一連の流れを含むのが特徴です．忠実性・再現性の高いHPSを用いることで再現された臨床現場に近い状況のなかで，たとえ失敗しても人や器材を傷つけることがなく，繰り返し経験することが可能であること，状況にあわせた行動，専門職として必要なコミュニケーション能力や態度の習得において効果的であると報告されています．

　さらに，シミュレーション教育では，単なる経験で終わらせるのではなく，経験学習として位置づけていくため，振り返り（ディブリーフィング）を効果的に行っていくことが重要であり，ファシリテータの役割はシミュレーション教育の要といえます．シミュレーション教育は，学習目標や学習者の看護実践能力の習得段階にあわせ，基

本的な手技の習得から複雑な状況における看護介入，チームワークの育成など，習得させたい内容と方法を，教育者が具体的に吟味し運用していくかが求められるといえます．

3 ｜ 模擬患者(simulated patient)を活用した教育

　模擬患者とは，「医学医療教育において患者のもつあらゆる特徴，病歴，身体所見のみならず，患者特有の態度，心理・感情的側面に至るまで，可能な限り完全に模倣するように訓練を受けた健康人」のことをいいます．模擬患者には，模擬患者と標準模擬患者(standard patient)があります．模擬患者はコミュニケーション教育や技術演習において患者を演じ，リアリティを重視した演技が求められる役割をもつのに対して，標準模擬患者はオスキー(OSCE：objective structured clinical examination)や技術試験などの評価を目的とし，誰が演じても同じような演技ができるよう標準化されなければならない役割をもちます．看護教育における模擬患者の活用は1990年代に始まり，日常生活の援助を中心とした技術やコミュニケーション技術を中心とした演習などさまざまな分野で導入されています．模擬患者を活用した効果は，紙の上での患者(ペーパーペイシェント)だけでは捉えられない臨場感を得たり，患者をイメージすることにつながります．また言葉や言葉以外の仕草や表情から患者の反応を観察することができ，患者の心情を考慮し個別性に応じた看護実践の必要性が理解できるようになると報告されています．このように学生にとって有効であるにもかかわらず，模擬患者の養成には時間を要すること，また模擬患者の多くは高齢者であり，初対面の学生が看護援助を行うなど模擬患者にとって身体的・精神的負荷がかかることが予想されます．

4 ｜ オスキー(OSCE)

　OSCEは客観的臨床技能試験，または客観的臨床能力試験といわれ，1975年頃英国ダンディー大学医学教育センターのハーデン教授が提唱したことから始まったことが知られています．1992年ごろカナダで医学教育に導入され，その後，医師国家試験などに活用され，わが国でも2005(平成17)年には，医歯学系で臨床実習開始前の「共用試験」に正式に採用されています．

　看護教育においても近年，看護学教育の在り方に関する検討会(文部省2004)で看護実践能力の育成の充実にむけた大学卒業時の到達目標が提示され，それぞれの教育機関で取り組みがなされています．なかでも質の高い大学教育推進プログラム(教育GP)に採択され，従来のOSCEに看護独自の特徴を反映した「看護OSCE」を実施しているのが札幌市立大学看護学部です．**看護OSCE**とは，コミュニケーションや面接技法を評価することにとどまらず，模擬患者を介し清潔援助や移乗動作など多くの看護アセスメント・援助を実施し評価しています．そのプログラムの特徴は1年次から

4年次まで4年間，看護OSCEを通して，できたこと，できなかったことを学生自身で確認し，自己学習を進めるツールとして活用しています．その一方で教員は自分の教育法を検討資料とするなど，学生，教員双方にとって**育てるOSCE**として位置づけられています．さらに，市立大学という立場から模擬患者を市民から公募し，大学で養成し，認定された模擬患者による協力のもとで看護OSCEを実施していることは，興味深い点です．

このプログラムへの参加は自由で，参加しない学生もいるなか，この新たな取り組みが看護実践能力にどのような効果があったのか，継続的な検証が行われています．

看護援助技術を学ぶための教育方法を紹介しました．看護援助の基礎のキソを学ぶうえで重要なことは，学生自らが学ぶことに対して興味をもち，主体的に学んでいく姿勢を身につけていくことです．また教員1人ひとりが，学生の看護実践能力向上にむけて，どのような教育方法を選択し実践していくかは，今後ますます重要になってきます．そのためにはカリキュラム全体のなかで，看護援助技術をどのように習得していくかを，学内の全領域の教員で共有しあい，議論していくか，その姿勢は学生の看護実践能力の獲得において重要なキーになるといえるでしょう．

参考文献

1) パトリシア・ベナー，モリー・サットフォン，ヴィクトリア・レオナード，他(著)，早野ZITO真佐子(訳)：ベナー　ナースを育てる．医学書院，2011．
2) 大滝純司，阿部幸恵：シミュレータを活用した看護技術指導．日本看護協会出版会，2008．
3) 中村惠子：看護OSCE．メヂカルフレンド社，2011．

あとがき

　本書執筆のきっかけには，2つあります．

　1つ目は，筑波大学医学群看護学類で行っている「生活援助論演習」を通して感じた，学生たちの生活体験の未熟さでした．この演習の履修者は，大学で看護教育を学び始めて，未だ1年目の学生なので，多くを期待してはいけないと思いつつも，看護技術を学ぶ前に身につけてほしい，基本的な日常生活習慣の理解が，あまりに不足していることを実感したことです（このことが，本連載のタイトルに示された「看護援助の基礎のキソ」という名称の由来でもあります）．

　2つ目は，看護基本技術は「看護の基本的機能」と「日常生活援助項目」として，本書の表紙の図柄に示すような関係性のもとで学習計画が立てられるべきだと感じたからです．つまり，「食べる」を考えるならば，もちろん対象の疾病の状況や生活行動能力の理解はもちろんですが，その他，食べるために必要な「環境調整」，食べる際に求められる「コミュニケーション」，食べる援助をする側も含めた「ボディメカニクス」，さらには「倫理」的な配慮や「安全・安楽」の確保など，日常生活援助すべての行為において，その場面や状況にあわせた指導や援助が必要となります．本書では，看護の基本的機能を5項目，日常生活援助項目を6項目に絞って，演習時間の範囲内で学習できるような具体的な例を示しました．この試みが，看護専門科目を学んでいく道行きとして効果的につながると同時に，卒業後においても，常に援助のエビデンスを大切にし，成長し続けることのできる高度な看護専門職を育成するのではないかと著者らは信じています．

　なお，本書の出版にあたり，「看護教育」誌連載から3年にわたってお世話いただいた医学書院の大野　学氏と素敵な図・イラストを描いてくださった加藤由美子さんに深く感謝いたします．

執筆者を代表して
川口孝泰

索 引 (五十音順)

CiNii　63, 65, 98
e-learning　142
EBN(evidence based nursing)　8, 9
GeNii(ジーニイ)学術コンテンツ・ポータル　32
HPS(Human Patient Simulator)　143
information and communications technology：ICT　10, 18

あ行

アドボカシー(advocacy)　50
安全(safety)　58～62, 103, 104, 124
安楽(comfort)　59, 60, 62, 64, 91, 103, 104, 124
医療における基本権　48
エドワード・ホール　16
エビデンス　8, 23, 46, 128
嚥下　69, 70, 72
オスキー(OSCE)　144

か行

環境調整　14, 18, 20, 21, 23, 86, 104, 124
看護援助のための基本的日常生活援助　105
看護学教育の在り方に関する検討会　2, 3
看護技術学習　3
看護研究における倫理指針　47
看護者の倫理綱領　47
看護の基本的機能　4, 5, 24, 103～105, 124
患者の権利　47
管理・教育的環境　18～20
技術概念　134, 135, 138
技術学　136
教育の転換　141
共感(empathy)　28, 29
近接理論(プロクセミクス理論)　31, 32
ケアリング(caring)　28, 29, 50
言語的コミュニケーション(verbal communication)　26
公衆距離　15
抗重力　90, 91
恒常性(ホメオスタシス)　100, 101
誤嚥　69, 72, 73
個体距離　14, 31, 32

コミュニケーション　16, 25, 27～31, 33, 34, 45, 103, 104, 124, 143, 144
コミュニケーション技術　144

さ行

サーカディアンリズム(circadian rhythm)　100
自己決定
　——と相互関係(autonomy and mutuality)　29
　——と相互浸透関係　28
姿勢制御　121
シミュレーション教育　143
社会距離　14, 22, 31, 32
床上排泄　83
親密距離　14
信頼(trust)　28, 29
ストップ・ディスタンス法　32, 33
生活関連動作　94
清潔行動　109, 110
セルフケア能力　130
相互浸透的(トランザクション)　16
創成・実験学習　8

た行

体位　64
　——の安定性　43
体位変換　40, 42, 43, 45
体験学習　8, 20
対人距離　16
対人的環境　18～20
知の枠組み　5

な行

ナイチンゲール病棟　15
日常生活援助　24
　——のための看護援助技術　4
日常生活援助項目　5
寝たきり　89, 95
ノンレム睡眠　99～101

は行

パーソナルスペース　16, 33

廃用症候群　98
パターナリズム（paternalism）　50
非言語的コミュニケーション（nonverbal communication）　26
ヒューマンエラー　20, 61
病院覚え書　14
標準模擬患者（standard patient）　144
フィールドワーク　7, 8
物理的環境　18, 20
振り返り（ディブリーフィング）　143
フローレンス・ナイチンゲール（Florence Nightingale）　14～16, 22, 137
歩行代替用具　122, 124
歩行補助具　122～124
歩行率（ケイデンス）　125
ボディメカニクス（body mechanics）　35, 36, 39, 41, 42, 45, 63, 103, 104, 124

ま行

摩擦係数　40
密接距離　31, 32
模擬患者（simulated patient）　144

や行

四分割表　55

ら行

倫理　47, 52, 55, 56, 103, 104, 124
倫理原則　49, 54
倫理的ジレンマ　50, 53
レム睡眠　99～101